Kohlhammer

Die AutorInnen

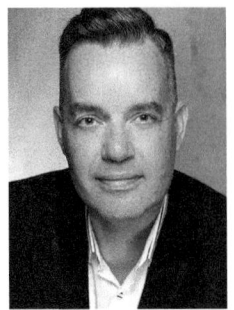

Andreas Blank, M. A. Bildungswissenschaften, Dipl.-Pflegepädagoge, Lehr- und Lerncoach an der Fakultät Pflege und Gesundheit der Hochschule Hannover.

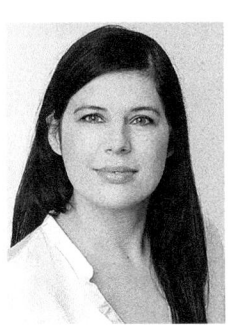

Steffi Sbiegay, M. A. Erwachsenenbildung, Lehr- und Lerncoach an der Akademie des Klinikums Region Hannover.

Andreas Blank/Steffi Sbiegay

Lerncoaching in der Pflege

Auszubildende begleiten und beraten

Verlag W. Kohlhammer

Dieses Werk einschließlich aller seiner Teile ist urheberrechtlich geschützt. Jede Verwendung außerhalb der engen Grenzen des Urheberrechts ist ohne Zustimmung des Verlags unzulässig und strafbar. Das gilt insbesondere für Vervielfältigungen, Übersetzungen, Mikroverfilmungen und für die Einspeicherung und Verarbeitung in elektronischen Systemen.

Die Wiedergabe von Warenbezeichnungen, Handelsnamen und sonstigen Kennzeichen in diesem Buch berechtigt nicht zu der Annahme, dass diese von jedermann frei benutzt werden dürfen. Vielmehr kann es sich auch dann um eingetragene Warenzeichen oder sonstige geschützte Kennzeichen handeln, wenn sie nicht eigens als solche gekennzeichnet sind.

Es konnten nicht alle Rechtsinhaber von Abbildungen ermittelt werden. Sollte dem Verlag gegenüber der Nachweis der Rechtsinhaberschaft geführt werden, wird das branchenübliche Honorar nachträglich gezahlt.

Dieses Werk enthält Hinweise/Links zu externen Websites Dritter, auf deren Inhalt der Verlag keinen Einfluss hat und die der Haftung der jeweiligen Seitenanbieter oder -betreiber unterliegen. Zum Zeitpunkt der Verlinkung wurden die externen Websites auf mögliche Rechtsverstöße überprüft und dabei keine Rechtsverletzung festgestellt. Ohne konkrete Hinweise auf eine solche Rechtsverletzung ist eine permanente inhaltliche Kontrolle der verlinkten Seiten nicht zumutbar. Sollten jedoch Rechtsverletzungen bekannt werden, werden die betroffenen externen Links soweit möglich unverzüglich entfernt.

1. Auflage 2023

Alle Rechte vorbehalten
© W. Kohlhammer GmbH, Stuttgart
Gesamtherstellung: W. Kohlhammer GmbH, Heßbrühlstr. 69, 70565 Stuttgart
produktsicherheit@kohlhammer.de

Print:
ISBN 978-3-17-042854-6

E-Book-Formate:
pdf: ISBN 978-3-17-042855-3
epub: ISBN 978-3-17-042856-0

Inhalt

Einleitung 7

1 **Aktuelle Lernbedingungen in der theoretischen und praktischen generalistischen Pflegeausbildung** 11
   1.1 Rückmeldung von Praxisanleitenden 13
   1.2 Erkenntnisse von Lehrenden 15
   1.3 Erkenntnisse von Lernenden 17

2 **Mit Lernherausforderungen gut umgehen** 19
   2.1 Was beeinflusst das Lernen? 19
   2.2 Verdichtung von Lerninhalten 22
   2.3 Exemplarität und Subjektorientierung 23
   2.4 Transferleistungen zwischen Theorie und Praxis 25
   2.5 Generation Z 26
   2.6 Zusammenfassung 28

3 **Der Praxisanleitende als Lerncoach** 31
   3.1 Wie funktioniert das Gedächtnis? 32
   3.2 Ablauf des Lerncoachings 37

4 **Umsetzung von Lerncoaching/Lernbegleitung** 39
   4.1 Durchführung von Lernbegleitung in der theoretischen Pflegeausbildung 40
      4.1.1 Konzeptidee 41
      4.1.2 Herausforderungen 47
      4.1.3 Voraussetzungen für eine gute Umsetzung... 48
   4.2 Durchführung von Lernbegleitung in der praktischen Pflegeausbildung 49
      4.2.1 Konzeptidee 49
      4.2.2 Herausforderungen 55
      4.2.3 Voraussetzungen für eine gute Umsetzung... 56
   4.3 Online-Verfahren zur Lernbegleitung/zum Lerncoaching 56

5 **Typische Lernherausforderungen in der Lernpraxis** 59
   5.1 Überforderung 59
      5.1.1 Problem 60
      5.1.2 Typische Anliegen 61

		5.1.3	Lösungsideen	64
		5.1.4	Umsetzungen	68
		5.1.5	Dranbleiben	69
	5.2	Prüfungsaufregung		70
		5.2.1	Problem	71
		5.2.2	Typische Anliegen	72
		5.2.3	Lösungsideen	74
		5.2.4	Umsetzungen	77
		5.2.5	Dranbleiben	78
	5.3	Prokrastination		79
		5.3.1	Problem	79
		5.3.2	Typische Anliegen	80
		5.3.3	Lösungsideen	82
		5.3.4	Umsetzungen	84
		5.3.5	Dranbleiben	85
	5.4	Motivation		86
		5.4.1	Problem	87
		5.4.2	Typische Anliegen	88
		5.4.3	Lösungsideen	90
		5.4.4	Umsetzung	93
		5.4.5	Dranbleiben	94
	5.5	Konzentration und Ablenkung		95
		5.5.1	Problem	96
		5.5.2	Anliegen	97
		5.5.3	Lösungsideen	99
		5.5.4	Umsetzung	103
		5.5.5	Dranbleiben	104
	5.6	Emotionen in der Praxisanleitung		104
		5.6.1	Emotionen aus (emotions-)konstruktivistischer Sicht	107
		5.6.2	Der Praxisanleiter als Führender in der pädagogischen Beziehung	108
		5.6.3	Lernende und ihr emotionales Erleben	112
6	**Zukunftsvision und Ausblick**			**117**

Einleitung

Der Pflegeberuf ist seit 2020 durch das Pflegeberufegesetz neu geregelt. Damit hat sich ein komplett neuer Beruf der Pflege ergeben. Im Gesetz wird die besondere Verantwortung der zwei Lernorte Theorie und Praxis klar aufgeführt. Neu ist, dass die praktische Ausbildung wesentlich mehr Aufgabenbereiche zugesprochen bekommen hat. So obliegt es dem Praxisfeld, die praktische Ausbildung zu planen, zu steuern und zu verantworten. Der Rahmenausbildungsplan gibt dafür die entsprechende Gesetzesgrundlage vor. Damit verbunden ergibt sich die Aufgabe für den Lernort Praxis, ein Praxiscurriculum zu konzipieren und dieses mit dem Lernort Theorie abzustimmen. Hinzu kommt die Konzeption von Arbeits- und Lernaufgaben, die individuell auf den Ausbildungsverlauf und Lernstand der Lernenden angepasst sind.

Zu diesem Zweck wurden die Ansprüche an die Qualifikation der PraxisanleiterInnen[1] in der Pflege gesetzlich von 200 Stunden theoretischer Grundqualifikation auf 300 Stunden erhöht. Des Weiteren wurde die Pflicht zur jährlichen berufspädagogischen Fortbildung von 24 Stunden eingeführt. Diese Maßnahmen sollen zum einen die PraxisanleiterInnen in ihrer Funktion stärken und zum anderen für eine hohe Ausbildungsqualität sorgen.

Die heterogene Lernvielfalt steht immer häufiger im Mittelpunkt der aktuellen beruflichen Lernlandschaft. Wir treffen auf die Vielfältigkeit von unterschiedlichen Lernanliegen, die sich in allen Lernorten bemerkbar machen. Zum einen ist da die junge Generation Z, die sich aktuell in den beruflichen Bereich eingliedert und so heterogen ist wie keine andere Generation vor ihr. Zum anderen findet sich die Vielfalt der Lernenden wieder, die aus den verschiedensten Lernsettings mit den unterschiedlichsten muttersprachlichen Orientierungen kommen und sich in die vorliegende berufliche Bildung eingliedern wollen.

Die neue Ausrichtung der Pflegeausbildung zur Pflegefachfrau/zum Pflegefachmann in Deutschland bietet eine Integrationsmöglichkeit, weil hier der aktuelle Fachkräftebedarf besteht und zukünftig immer größer wird.

---

1 In diesem Buch wird das »Binnen-I« oder die neutrale Form genutzt, um alle Geschlechter anzusprechen. Wenn bei bestimmten Begriffen, die sich auf Personengruppen beziehen, nur die männliche Form gewählt wurde (»der Lernende« oder »der Praxisanleiter«), so ist dies nicht geschlechtsspezifisch gemeint, sondern geschah ausschließlich aus Gründen der besseren Lesbarkeit.

Die Ausbildungszahlen werden bei diversen Trägern hochgesetzt, die Schulplätze angehoben, um dem zukünftigen Bedarf ansatzweise gerecht zu werden. Die zukünftigen Auszubildenen werden daher auch immer heterogener in ihren Lernbedürfnissen, Ansprüchen und Perspektiven und das neue Ausbildungsformat wird immer verschulter. Die Lernanforderungen werden durch die Ausbildungs- und Prüfungsverordnung quantitativ mehr, es müssen viel mehr Noten in den Lernorten der Theorie und Praxis erbracht werden. Wir sprechen von handlungsorientierten Prüfungsformaten in der theoretischen Bildung und von mehr Praxisaufgaben und Praxisbegleitungen in der praktischen Ausbildung. Eine Verzahnung beider Lernorte wird gesetzlich gesehen eher nicht unterstützt und somit bleiben die Lernanforderungen für beide Bereiche eher isoliert.

Gesetzlich erwünscht ist auch der Gesichtspunkt der Exemplarität. Hier soll vor allem das exemplarische Lernen in den Vordergrund gerückt werden. Lernende werden durch beispielhaftes Lernen befähigt, die Wissensinhalte auf weitere berufliche Kontexte zu übertragen und es müssen somit nicht mehr ähnliche Wissensbestände in der Quantität abgebildet werden, sondern es kann endlich ein handlungsbezogener Inhalt qualitativ vertieft behandelt werden. Auch die Subjektorientierung wird im Rahmen der didaktisch-pädagogischen Grundsätze im Rahmenlehrplan der Fachkommission aufgenommen. Hier steht die Lernentwicklung der Subjekte, also der Lernenden, im Fokus. Die Lebenswelt der Lernenden ist genau zu betrachten und daraus der Lernunterstützungsbedarf abzuleiten. Lernen wird als dialogischer Austausch zwischen allen Lernorten verstanden, um so eine Subjektentwicklung auf allen Ebenen zu fördern.

Im Weiteren sei an dieser Stelle auf die Kompetenzentwicklung in Lernprozessen hingewiesen, was eine wichtige Säule im modernen Lehr- und Lernverständnis einnimmt. Eine curriculare Grundlage ist für den theoretischen Lernort Schule maßgebliche Grundlage, während für den Lernort Praxis diese Grundlage vom Lernort selbst verantwortlich erarbeitet werden muss. Aktuell sind allerdings die Praxisanleitenden aus dem Lernort Praxis nicht qualifiziert eine curriculare Orientierung zu schaffen, geschweige denn eine gute Wissensverzahnung beider Lernorte anzubahnen. Diese Voraussetzung fällt mal wieder zu Lasten der Lernenden, indem die Theorie-Praxis-Schere noch weiter auseinandergeht, da Verbindungen zu theoretischen Lerninhalten mit den Schwerpunkten der praktischen Ausbildung nicht kompatibel sind. Somit liegt die Herausforderung beim Lernenden, die Vorgaben und Ansprüche der Theorie und Praxis zu vereinen und in seinem Lernergebnis eine entsprechende Orientierung zu gewährleisten. Wenige Lernende bekommen das für sich sicherlich gut hin, ein großer Teil aber sieht sich das erste Mal mit diesen hohen Bildungsanforderungen konfrontiert. Was kann die Pflegeausbildung tun, um diesen Lernmissständen entgegenzuwirken? Lehrende im theoretischen Lernort können durch ihre pädagogische Ausbildung oder durch zusätzliche Qualifikationen einen entsprechenden Beratungsbedarf bei Lernenden ermitteln, ihn anbahnen und Lösungen zusammen mit dem Lernenden entwickeln. Ein Praxisanleiter, der sich mit ca. 300 Stunden pädagogisch weiterqualifiziert hat, ist dazu oft nicht in der Lage.

In den folgenden Kapiteln sollen vor allem dem Praxisfeld Pflege unterschiedliche Impulse aufgezeigt werden, wie mit den neuen Lernherausforderungen in der generalistischen Pflegeausbildung umgegangen werden kann und wie für den Lernenden ein effektives Unterstützungsangebot aussehen sollte. Dazu möchten wir eingangs auf aktuelle Lernbedingungen in der generalistischen Pflegeausbildung und auf elementare Schwierigkeiten aus der Perspektive der Praxisanleitenden eingehen (▶ Kap. 1). Im Weiteren werden klassische Lernherausforderungen der Lernenden im pflegeberuflichen Kontext dargestellt und ausführlich erläutert (▶ Kap. 2). Im nächsten Kapitel werden die Grundlagen des Lernens genauer vorgestellt. Hier geht es um die Darstellung und Abgrenzung von Lernberatung, Lerncoaching und die nötige Rolle und Haltung dazu (▶ Kap. 3). Im Folgenden wird die Durchführung von Lerncoaching/Lernbegleitung für die Lernorte der theoretischen und praktischen Ausbildung exemplarisch anhand einer Konzeptidee, den Herausforderungen und den Voraussetzungen für eine gute Umsetzung erläutert (▶ Kap. 4). In Kapitel fünf werden die klassischen Anliegen aus der Lernbegleitung/Lerncoaching aufgegriffen, beispielhaft dargestellt und mit Lösungsideen detailliert vervollständigt (▶ Kap. 5). Abschließend werden im Themenausblick eine mögliche Zukunftsperspektive und die Wichtigkeit von Lernbegleitung/Lerncoaching beschrieben (▶ Kap. 6).

Anhand dieser ausführlichen Darstellung soll deutlich werden, dass Lernende sich im Berufsfeld der Pflege mit hohen Lernanforderungen auseinandersetzen müssen. Sie brauchen ein umfassendes Expertenwissen, um in pflegespezifischen Beratungssituationen in der beruflichen Praxis qualitativ gut agieren zu können. Dazu gehört nicht nur Fachwissen, sondern auch weitere Kompetenzen, die es durch die gezielte Ausbildung zu erlernen und weiterzuentwickeln gilt. Der Fachkräftemangel in der Pflege liegt bereits in einem hohen Ausmaß vor, jetzt gilt es weiterhin auf einem sehr guten Niveau junge Menschen für diesen Beruf zu begeistern und auszubilden. Das kann nur mit gezielten Begleitinstrumenten gelingen, die Lernende an ihren Bedarfen abholt und sie wertschätzend unterstützt. Es ist wenig sinnvoll, nur auf die Säule des Wissenserwerbs zu setzen, sondern in der neuen Pflegeausbildung geht es mittlerweile um weitaus mehr. Die Vorbehaltsaufgaben, die gesetzlich nur eine examinierte Pflegekraft durchführen darf, gilt es anzubahnen und deutlich in den Mittelpunkt der Ausbildung zu stellen. Der Kompetenzerwerb muss gefördert und im Kontext der Anwendbarkeit logisch für Lernende dargestellt werden. Das macht es nötig, ein anderes Lehr-/Lernverständnis zu Grunde zu legen als bisher in den bekannten Bildungsformaten. Lernen geschieht in aktiv gestalteten Bildungssettings mit einem hohen reflexiven Anteil. Lernende sollen befähigt werden, Begründungszusammenhänge zu erschließen und logisch nachvollziehbar darzustellen. Auch wird der reflexive Umgang mit beruflichen Erfahrungen in diverse Lernprozesse integriert und der hochemotionale Anteil am Lernen selbst, wie auch in Lerngegenständen der erlebten Pflege, klar berücksichtigt.

Das Berufsfeld der Pflege ist sehr divers und somit sind es auch die Lerngegenstände. Es gilt daher, die Lernenden an allen Lernorten gut zu begleiten und sie durch konstruktive Weiterführung und Impulse im Lerngeschehen zu unterstützen. Sie dürfen nicht durch Überforderung oder unklar definierte Lernsettings verzweifeln, sondern brauchen die Begleitung, die ihnen eine klare Zielperspektive aufzeigt. Die Möglichkeit, in geregelten Lernsettings und Begleitformaten diverse Herausforderungen aufzunehmen, zu reflektieren und Perspektiven aufzuzeigen, ist ein nötiges Instrument, um Lernende im Berufsfeld zu verankern. Nur wenn die Lernpraxis eine qualitativ angemessene Herausforderung darstellt und sie gleichzeitig bewältigbar ist, werden Lernende sich motiviert und neugierig auf diese neuen Ansprüche einlassen und Lust verspüren, die pflegerischen Ansprüche für unsere Berufsprofession anzugehen. Lernen bedeutet daher nicht nur auf passive Weise Wissen aufzunehmen und es in unterschiedlichen Prüfungsformaten wiederzugeben, sondern Wissen in Beziehung zu setzen und auf die berufliche Handlung zu übertragen, um eine Verankerung der Wissensbezüge zu gewährleisten.

Mit den Ausführungen in diesem Buch sollen Praxisanleitende im Feld der beruflichen Pflegepraxis in komplexen Anleitungen und Begleitungen von Lernenden unterstützt werden. Dieses Werk hilft bei typischen Lernfragen im Praxisalltag und setzt Impulse für die Gestaltung von Praxisanleitungen.

1 Aktuelle Lernbedingungen in der theoretischen und praktischen generalistischen Pflegeausbildung

Lernen ist vielmehr als die Aneignung von Wissen. Es ist die Auseinandersetzung mit einem interessengeleiteten Thema, das anwendbar gemacht wird, um so einen hohen Behaltenseffekt zu erzielen. 2020 wurde die Pflegeausbildung elementar erneuert. Durch das Inkrafttreten des neuen Pflegeberufegesetzes hat man einen weiteren Schritt in die Richtung zur dualen beruflichen Bildung gewagt. Damit verbunden ist die Annäherung an das verschulte System der beruflichen Bildung. Ein hoher Anteil an medizinischen Inhalten ist durch pflegespezifische, berufliche Handlungsaspekte ersetzt worden. In einigen Bundesländern hat man sich auch dafür entschieden, allgemeinbildende Fächer wie Deutsch, Englisch, Politik und Religion zusätzlich zu integrieren. Zum einen wurden somit die Lernbedingungen im theoretischen Kontext viel mehr auf die pflegeberuflichen Inhalte fokussiert – weg von der starren Vermittlung und Reproduktion von naturwissenschaftlichem, medizinischem Massenwissen, was in der beruflichen Praxis fast keine Anwendung findet, hin zu den berufsrelevanten Kernaufgaben. Zum anderen bieten die aktuellen Lernbedingungen in der praktischen Pflegelandschaft ein heterogenes Angebot. Dieses ist leider auch stark durch den aktuellen Personalbedarf in allen Pflegesettings geprägt, sodass Lernende immer mehr als Arbeitskraft gesehen werden und sich vor allem zu Beginn ihrer Ausbildung in der heterogenen Pflegewelt nicht wirklich orientieren können.

Diese neue Pflegeausbildung generalistisch auszurichten, ist völlig richtig, am Puls der Zeit und vor allem in Deutschland längst überfällig. Die Grundausbildung soll als Berufsorientierung verstanden werden. Im Anschluss ist dann eine Spezialisierung durch weitere Bildungsmaßnahmen möglich. Das erfordert allerdings auch eine gut strukturierte, curricular fundierte Ausbildung, in der die Chance der breiten Orientierung in allen Pflegesettings ermöglicht wird. Faktoren, um gut lernen zu können, sind daher im theoretischen und praktischen Lernort erforderlich. Dazu gehören nicht nur das Aneignen von Wissen sowie das Merken und Wiedergeben, sondern auch ein förderliches Lernklima, Mitlernende, moderne Ausstattung, Wohlfühlatmosphäre, gute WissensvermittlerInnen und -begleiterInnen, aufbereitetes Lernmaterial, wertschätzendes Arbeiten und vieles mehr. Blickt man allerdings pragmatisch auf die vorherrschenden Lernbedingungen, geht es vielmehr um Verwertung der Lernenden, Legitimation von Wissensvermittlung, typische Klassenzimmer mit veralteter Technik und einer überforderten Pflegepraxis, die unter dem Pflegenotstand leidet und sich fast gar nicht mehr in der Lage fühlt, eine junge Generation in ihren

Bedürfnissen auszubilden. Ein Kooperieren zwischen den Lernorten bietet für Lernende eine elementare Sicherheit und gibt Orientierung. Dies wird leider im Rahmen der neuen Pflegeausbildung eher abgeschnitten, da der verschulte Gedanke der beruflichen Bildung verfolgt wird: Die Theorie bewertet das theoretisch gelernte Wissen und die Praxis beurteilt eine berufliche Eignung. Eine Verzahnung beider Bereiche rückt in den Hintergrund. Obwohl die Gesetzgebung von beruflichen Lernanlässen spricht, die einen klaren Bezug zur Berufspraxis herstellen, überwiegt doch das schulische System in Form von Leistungserbringung. Noten stehen viel mehr im Fokus als in der alten Ausbildung. Klausuren müssen jetzt in allen curricularen Einheiten geschrieben werden, eine Beteiligungsnote wird erhoben und im Praxisfeld dominieren Praxisaufgaben und Praxisbegleitungen, die ebenfalls benotet werden – von den Stationsbewertungen mal ganz abgesehen. Der Lernende befindet sich eigentlich im kontinuierlichen Lernmarathon, im Theorie- wie auch im Praxisfeld. Diese Noten finden sich in den Jahreszeugnissen wieder, entscheiden über die Examenszulassung und nehmen Einfluss, im Rahmen der Vornotenregelung, auf die Examensnote.

Eine weitere große Herausforderung ist die Unkenntnis über die gesetzlichen Grundlagen und die neue Struktur der Pflegeausbildung. In der Pflegepraxis herrschen immer noch diverse Vorurteile gegenüber der generalistisch ausgerichteten Pflegeausbildung vor. Die Kinderkrankenpflege sieht sich zu wenig berücksichtigt, die Krankenpflege spricht von einer wenig fundierten Ausrichtung und die Altenpflege stellt einen zu hohen fachspezifischen Fokus her. Diese Unwissenheit überträgt sich direkt auf die Lernenden und sorgt zusätzlich für eine große Verunsicherung. Wenn schon die Pflegebasis nicht genau weiß, wie die Ausbildung umzusetzen ist, wie sollen dann die Lernenden eine klare Struktur erfahren? Auch an den Pflegefach- und den Berufsschulen herrscht eine hohe Heterogenität der curricularen Verankerung der gesetzlichen Vorgaben. Die Spanne reicht von einem komplett neu implementierten Curriculum bis hin zu der Anpassung von alten Unterrichtsinhalten an die neuen gesetzlichen Vorgaben. Somit ist das Anforderungsprofil an die Lernenden völlig divers und nicht vergleichbar. Es entstehen unterschiedliche Anforderungsniveaus, die die Ausbildungsstruktur noch unklarer machen. Eine Orientierung ist für Lernende schier unmöglich. Auszubildende aus der vorherrschenden Generation Z fühlen sich schnell überfordert und nicht in der Lage, diese neuen Lernprozesse für sich anzubahnen. Zum einen bietet die Masse an Wissensstoff eine große Herausforderung und zum anderen ist diese Masse viel weniger faktisches Wissen. Das heißt für den Lernenden, er muss den Lernstoff vernetzen, verstehen und in Anwendung bringen, um ihn dann im Prüfungssetting abzurufen. Es geht nicht mehr darum, Wissen auswendig zu lernen und zu reproduzieren, sondern vielmehr darum, die Wissenszusammenhänge exemplarisch zu verstehen und dieses Wissen auf unterschiedliche fachpraktische Situationen zu übertragen. Diese Herausforderung ist sehr hoch, da auch viele Lernende aus ihrer Schulbiographie ein anderes Lernen kennen und wenige Situationen erlebt haben, in denen sie ihren Lernprozess selbstverantwortlich strukturieren mussten.

1.1 Rückmeldung von Praxisanleitenden

Im Rahmen von diversen Rückmeldungen und Befragungen von PraxisanleiterInnen in der generalistischen Pflegeausbildung zu Lernherausforderungen der Auszubildenden hat sich in den unterschiedlichsten Settings ein doch eher homogenes Meinungsbild widergespiegelt. Als größtes Lernproblem bei den Auszubildenden wurde immer wieder die Motivation benannt. Praxisanleitende sehen sich immer mehr in der Situation, die Lernenden für ihren Lernkontext zu motivieren, ihnen mit guter Laune zu begegnen, positive Lernbedingungen aufzuzeigen und den Lernprozess zu organisieren. Es sind auch existenzielle berufsbezogene Motivationseinstellungen der Lernenden, die zu großen Herausforderungen führen. PraxisanleiterInnen sehen sich in einer Verteidigungsposition für den Pflegeberuf und stellen perspektivisch den Auszubildenden eine gute Berufsprofession dar, die sie selbst in der beruflichen Praxis weniger erleben.

Eine weitere Lernherausforderung ist die Sprachbarriere. Zum einen wird hier die aktuelle Jugendsprache als Barriere gesehen und zum anderen werden die NichtmuttersprachlerInnen genannt, die zum eigentlichen Lernstoff auch noch ein Verständnisproblem mit der deutschen Sprache vorweisen (obwohl Sprachniveau B2 zur Einstellung gefordert ist). Praxisanleitende finden sich aufgrund des Sprachverständnisses immer mehr in der Rolle des eigentlichen Lehrers. Sie sind nicht nur für die richtige fachpraktische Anleitung verantwortlich, sondern auch für das richtige Verständnis infolge der Sprachunkenntnis. Dieser Faktor birgt ein hohes Konfliktpotential in sich, da sich das Tätigkeitsprofil der PraxisanleiterInnen immer mehr in eigentlich rein pädagogischen Schwerpunkten wiederfindet. Es müssen vor der eigentlichen praktischen Anleitung das Aufgabenverständnis, Wortbedeutungen, o. Ä. geklärt werden, um eine klare Umsetzung zu gewährleisten. Das führt dazu, dass sich die eigentliche Anleitungszeit am zu versorgenden Menschen wesentlich verkürzt.

Die generell geringen zeitlichen Ressourcen für Begleitungen in der Pflegepraxis werden ebenfalls von Praxisanleitenden benannt. Der hohe Fachkräftemangel ist in allen Pflegesettings merklich zu spüren. Das hat zur Folge, dass es in einigen Pflegebereichen keine PraxisanleiterInnen mehr gibt oder das diese bereichsübergreifend mit den Auszubildenden arbeiten müssen. Auch werden immer häufiger mehrere Lernende als Lerngruppe zusammengefasst, um die gesetzlich nachzuweisenden Stunden zu erfüllen. Ein individuell gestütztes Lernen ist daher immer weniger möglich. Lernanlässe werden immer häufiger verallgemeinert und das einzelne Unverständnis bei den Lernenden aus Zeitmangel gar nicht mehr bearbeitet.

Hier schließt sich eine weitere Herausforderung für die Praxisanleitenden an, und zwar die merklich hohe Unsicherheit der Lernenden. Es wird wahrgenommen, dass sich viele Lernende schnell damit überfordert fühlen, die umfassenden Problemsituationen der zu pflegenden Menschen zu erfassen. Hier wird zum einen deutlich, dass sich Lernende schwer damit tun, sich in immer wieder neue Arbeitsteams (bedingt durch die wechselnden

Pflegesettingeinsätze) sozial zu integrieren. Auch hier leisten die PraxisanleiterInnen immer mehr Unterstützung. Teilweise wurde sogar von sozialer Zurückhaltung gesprochen, gerade wenn es um die Auseinandersetzung mit anderen Berufsgruppen geht. Aber auch das Erfassen von komplexeren Pflegesituationen im eigentlichen Versorgungskontext fällt den neuen Auszubildenden schwerer. Zum einen wird von ihnen verlangt, die Pflegeprobleme eines Menschen schnell zu erkennen, und zum anderen soll es ihnen aber ermöglicht werden, an Vorwissen anzuknüpfen und Sinnzusammenhänge effektiv herzustellen.

Auch die Komplexität von Lernaufgaben benennen Praxisanleitende als herausfordernd. Werden sie nicht in der Konzeption dieser Aufgaben geschult und in diese mit einbezogen, fällt es selbst ihnen schwer, die Aufgabe an sich mit dem dahinterliegenden Sinn zu verstehen und somit auch transparent für die Lernenden darzustellen. Auch hier fehlt es häufig an Vorwissen der Praxisanleitenden zur Erstellung von Aufgaben, die das praktische Lernen strukturieren. An vielen Schulen ist ein Curriculum für die Praxis gar nicht mitgedacht bzw. wird als Verantwortungsbereich in die Praxis verschoben. Viele PraxisanleiterInnen erstellen pflegesettingbezogen eigene Lernaufgaben, um so ein strukturiertes Bearbeiten zu ermöglichen.

Weitere Lernprobleme werden beim Lernenden selbst gesehen. Hier geht es häufig um Konzentrationsmangel, Erschöpfung und mediale Ablenkung. Ein Zusammenhang zwischen allen Aspekten ist klar gegeben. Die mediale Nutzung in der Generation Z nimmt den meisten Raum ein. Das Handy ist immer präsent und ein elementarer Lebensbestandteil. Auch die PC-Nutzung durch diverse Freizeitformate hat einen hohen Stellenwert und wenn bis tief in die Nacht »gezockt« wird, ist die logische Konsequenz, dass ein Lernender nicht hochkonzentriert und voller Elan zum Frühdienst erscheint.

Praxisanleitende stehen immer mehr vor der Situation, was sie in ihrer Funktion als sinnvoll erachten. In den wenigsten Bereichen gibt es eine Vergütungsanpassung für die Qualifizierung als PraxisanleiterIn. Durch die aufgeführten Herausforderungen wird immer deutlicher, dass eine qualifizierte Weiterbildung mit 300 Stunden viel zu gering ist, um auf die aufgeführten Probleme vorzubereiten, geschweige denn Lösungsmöglichkeiten zu erlernen. Es wird deutlich, dass auch im Praxisfeld eine pädagogische Grundausbildung nötig ist, um mit den aktuellen und zukünftigen Lernherausforderungen der jungen Generationen in einem sozialen Berufsfeld gut arbeiten zu können. Der hohe Bedarf an Pflegefachpersonal schließt den Bedarf an qualifizierten PraxisanleiternInnen mit ein. Die Gesetzgebung spricht von gleichberechtigten Prüfungssettings zwischen Theorie und Praxislehrenden, sicherlich auch, um die Kluft zwischen Theorie- und Praxislehrenden zu minimieren. In der generalistischen Pflegeausbildung trägt der Praxislehrende als Erstprüfender die Hauptverantwortung für diesen Prüfungsteil, was fachlich auch total sinnhaft ist, aber von der Qualifikation her eine hohe Herausforderung darstellt. Lehrende mit dem Fokus der theoretischen Ausbildung müssen ein pädagogisches Masterstudium nachweisen und Lehrende mit dem Fokus der praktischen Ausbildung werden als FachpraxislehrerIn benannt und hier reicht eine 300-stündige Weiterbildung. Allerdings müssen sich beide Seiten im Bereich der komplexen Prüfungsthematik und Bewertungen etc. auskennen. Da diese Thematik natürlich in einem pädagogisch ausgerichteten Studium viel mehr Raum und Intensität einnimmt ist nachvollziehbar. Somit kommt es vor allem in diesen thematischen Bereichen zu einer Schieflage im Rahmen der Beurteilung von Leistungen und leider nicht zu einem ausgeglichenen Kompetenzgefälle zwischen den Prüfenden.

Deutlich werden die diversen Anforderungen an Praxisanleitende, die aktuell sicherlich noch durch viel Erfahrungswissen und -kompetenz aufgefangen werden. Für die nächste Generation der Praxisanleitenden sollten klare Schulungskonzepte und Fortbildungsmöglichkeiten aufgezeigt werden, da dann hoffentlich bei der nächsten Gesetzesnovellierung auch hier ein erhöhtes Anforderungsniveau verlangt wird.

1.2   Erkenntnisse von Lehrenden

Lehrende in der generalistischen Pflegeausbildung melden ähnliche Herausforderungen wie die Praxisanleitenden zurück. Hier spielt sich viel im eigentlichen Unterrichtssetting ab, allerdings kommen hier die Problembenennungen der Lernenden noch in viel geballterer Form. Es geht jetzt viel um Benotungen, die die Lehrenden aus der bisherigen Ausbildungsform nicht wirklich gewohnt sind. Die Anzahl der theoretischen Leistungen ist drastisch erhöht worden, um theoriegeleitete Noten zu generieren. Aber auch die Beteiligungsnoten müssen fast immer im mündlichen Beteiligungskontext des Unterrichts erhoben werden. Hier gibt es eine breite Verunsicherung anhand welcher Marginalien eine relativ objektive Bewertung in der Unterrichtsbeteiligung erfolgen kann. Einzelne Lehrteams sind sich hier aufgrund ihrer pädagogischen Biographie schon uneinig, wie soll da eine übergreifende Einführung von Assessments zur Bewertung erfolgen können? Diese sollte es allerdings unbedingt geben, um eine vereinheitlichte Orientierung für Lernende an allen Bildungseinrichtungen zu ermöglichen.

Zu Ausbildungsbeginn sind die Lerngruppen, trotz Fachkräftemangel, aufs Äußerste gefüllt. Es handelt sich häufig um eine Klassengröße von 28 bis 32 Lernenden, die dazu noch eine hohe Heterogenität und sprachliche Barrieren aufweisen – eine schier unmögliche Aufgabe für Lehrende, eine adäquate Lernatmosphäre zu gestalten. Der Unterrichtsalltag besticht somit durch überfüllte Klassenräume, schlechte Luft, unklare Klassenregeln, wechselnde Lehrende, sprachliche Diversitäten, unterschiedliche Lernniveaus und vielem mehr. Also genau das Gegenteil, was lernförderliche Kriterien einer modernen Pädagogik sind.

Da stellt sich sofort die Frage, was dazu führt, dass in einem Beruf mit hohem Fachkräftemangel immer weniger auf die Belange der Lernenden geachtet wird, um auf diesem Weg dafür zu sorgen, dass sie durch gutes Onboarding im Betrieb und somit im Berufsfeld verbleiben? Man kann an vielen Stellen von einer »Vermanagementisierung« von pädagogischen Grundregeln sprechen, in der es viel mehr darum geht, dass Ausbildungszahlen im Vordergrund stehen und die Belange der eigentlichen Lernenden nicht fokussiert werden. Zusätzlich sei ebenfalls die veränderte Ausrichtung der Generation aufgezeigt. Die Ansprüche, die Lebensphilosophie und Lebenseinstellung ist anders als in den vorherigen Generationen. Auch die psychischen Belastungen werden in dieser Generation offener kompensiert. Die junge Generation weist zum einen häufiger psychische Erkrankungen auf und geht zum anderen auch offener damit um. Diese Aspekte sind ebenfalls relevant für den theoretischen Lernort Berufsschule.

Merke

Lehrende haben zunehmend eine »Kümmerer«-Funktion, um diese wichtigen Anliegen von Lernenden aufzunehmen, zu beraten, weiterzuleiten und eine entsprechende Verantwortung zu übernehmen.

Abschließend sei noch erwähnt, dass auch die neue generalistische Ausbildung für viel Orientierungslosigkeit bei den Lehrenden sorgt. Vom bisherigen theoretischen Ausbildungssystem ist zumindest an den ehemaligen Gesundheits- und Kranken-/Kinderkrankenpflegeschulen nicht viel übriggeblieben. Lernsituationen, Handlungssituationen, curriculare Einheiten, Kompetenzorientierung und -erweiterung, Exemplarität, Subjektorientierung und vieles mehr führen zu neuen Bedeutungen und Dimensionen in der Pflegebildung, die noch nicht geläufig sind. Natürlich gibt es die landestypischen Vorgaben, diese fallen allerdings sehr unterschiedlich aus. Die curricularen Freiheiten der Länder übertragen sich selbstverständlich auf die einzelnen Regionen und somit auf jede einzelne Bildungseinrichtung. Von einer Vereinheitlichung und der damit verbundenen Lernorientierung kann hier leider nicht gesprochen werden. Viele Lehrende bleiben dann einfach bei ihren bewährten Konzepten und setzen hier im Bedarfsfall einen generalistischen Stempel drauf, um im Lehralltag aufgrund der hohen Belastungen überhaupt bestehen zu können. Die neue Ausbildung bietet allerdings auch eine elementare Chance, um gute Lernbedingungen für die Lernenden neu zu konzipieren und zu implementieren. Es steht immer die berufliche Handlung im lerntheoretischen Mittelpunkt, also die pflegerische Kernkompetenz. Das bedeutet eine klare Fokussierung auf die pflegerische Profession und damit verbunden eine Prägung der Lernenden auf die rein pflegerischen Vorbehaltsaufgaben.

1.3　Erkenntnisse von Lernenden

Menschen, die sich für eine pflegerische Ausbildung entscheiden, haben oft keine klaren Vorstellungen von den Inhalten, potenziellen Aufgaben und Anforderungen. Vor allem die Generation Z entscheidet sich mehr und mehr »sinnhaft« für ein Interessengebiet und stellt anschließend fest, was eventuell nicht passgenau für sie ist. Zum Teil erklärt das auch die hohe Abbrecher- oder Wechselquote in andere berufliche Bereiche. Sie werden mit hohen Theoriebezügen zum Berufsfeld konfrontiert und sind weniger in der Lage eine Selektion vorzunehmen. Der zu lernende Wissensstoff ist an die neuen Begrifflichkeiten gebunden (Lernsituation, Handlungssituation etc.), mit denen die Lernenden häufig nicht wirklich etwas anfangen können. Die Umorientierung von der bekannten Fächersystematik aus der Schule hin zur Handlungssystematik fällt vielen Lernenden sehr schwer. Eine klare Struktur ist für sie nicht erkennbar. Dazu kommen die vielen Prüfungsformate, die kompetenzorientiert aufgebaut sind und nicht, wie aus der Schule bekannt, häufig an reproduzierbares Wissen gebunden sind. Viele Lernende gehen immer noch davon aus, dass der Hauptanteil einer pflegerischen Ausbildung sich aus Wissen der Felder Anatomie/Physiologie und Naturwissenschaften zusammensetzt. Lernende stellen fest, dass es in der Ausbildung um hochkomplexe Wissensverknüpfungen geht, von denen sie oft gar nicht wissen, wie sie diese lernmethodisch herstellen können. Wissenslücken müssen oft zum theoretischen Schulwissen aufgefüllt werden, Verknüpfungen hergestellt und verankert werden.

Viele Lernende haben nie wirklich gelernt zu lernen, ihnen fehlt oft eine klare Lernstruktur mit einer individuell ausgerichteten Lernmethode. Dazu kommt die Eigenverantwortung für ihren Lernprozess im Sinne des selbstgesteuerten und selbstorganisierten Lernens. Den Lernenden fehlt vielfach die Einsicht, sich zu einem neuen Lernstart mit ihrer bestehenden Lernkompetenz auseinanderzusetzen. Die Selbstreflexion zum Lernvorgehen ist sicherlich auch unterschiedlich ausgeprägt. Durch fehlende Lernentwicklungsgespräche aus ihrer bisherigen Lernlaufbahn fällt es ihnen somit noch schwerer sich entsprechend einzuschätzen. Oft sind sie davon überzeugt, den neuen Anforderungen gerecht zu werden, und merken nach den ersten Prüfungsformaten, dass es doch nicht reicht. In der Regel reflektieren die Lernenden quantitative Lernaspekte wie die Lernzeit. Die klassische Selbstbegründung ist oft: »Ich habe so lange gelernt und es doch nur eine schlechte Note geworden.« Sie stellen sich gar nicht die Frage, was und wie sie in der vielen Zeit lernen (Lesen ist eben kein Lernen), sondern gehen davon aus, dass unselektiertes Wissen schon hängenbleiben wird.

Weiterhin sei auch hier wieder der Aspekt des Migrationshintergrundes und Deutsch als Zweitsprache benannt. Auch familiäre Situationen und andere Verantwortlichkeiten führen zu einem unterschiedlichen Lernniveau. Eine häufige Frage der Lernenden ist auch, wie sie mit der Masse an Lernstoff umgehen sollen. Die Priorisierung ist eine Herausforderung und Inhalte wegzulassen trauen sich die wenigsten. Hier sei auch erwähnt, dass ein Lernender, der als Ziel hat, die Prüfung zu bestehen, andere Lernvorbereitungen vornehmen muss als jemand, der sein Lernziel höher festlegt. Das Bestreben nach dem kompletten Wissensstand ist bei den Lernenden häufig gleich, egal welche Voraussetzungen sie zu Grunde legen. Sie glauben, sie müssen allen Lernstoff lernen und anschließend wissen.

Abschließend wird auch deutlich, dass den Lernenden ihre Defizite bekannt sind. Das, was sie nicht können, liegt oft auf der Hand. Ihre Stärken kennen sie oft nicht und es fällt ihnen schwer, diese aufzuzeigen und sie tatsächlich zu benennen. Dabei ist es wichtig, Lernstärken zu stärken und Schwächen auch mal so zu lassen. Die Erkenntnis, das durch die Regelschule geprägte Lernverhalten zu verändern, ist vielen Lernenden klar, allerdings fehlt ihnen eine Begleitung auf diesem Veränderungsweg. Sie brauchen eine Handlungsverdeutlichung der neuen Lernanforderungen, indem sie selbst positiv erleben, dass es Spaß macht, neues Wissen zu lernen.

Literatur

Arens, F. (Hrsg.) (2018). *Lehrerbildung der Gesundheitsberufe im Wandel*. Berlin: Wissenschaftlicher Verlag Berlin.

Bundesinstitut für Berufsbildung (Hrsg.) (2020): *Rahmenpläne der Fachkommission nach § 53 PflBG*. Schriften der Fachkommission nach § 53 PflBG. 2., überarbeitete Aufl. Zugriff am 26.06.2022 unter: https://www.bibb.de/dienst/veroeffentlichungen/de/publication/show/16560

Bundesministerium der Justiz & Bundesamt für Justiz (Hrsg.) (2021). *Gesetz über die Pflegeberufe 1 (Pflegeberufegesetz – PflBG) § 9 Mindestanforderungen an Pflegeschulen*. Zugriff am 26.06.2022 unter: http://www.gesetze-im-internet.de/pflbg/__9.html

Schubert, B. (2021): *Lernen lehren. Arbeitsbuch für Lehrende in Pflege- und Gesundheitsberufen*. Bern: Hogrefe.

2 Mit Lernherausforderungen gut umgehen

Eine Herausforderung wird als schwierige Aufgabe mit einem hohen Anspruch zur Lösung empfunden. Sie ist reizvoll, besonders und interessant und verfolgt somit eine gewisse intrinsische Motivation. Herausforderungen sind spezielle Situationen, die ein gewisses »Kribbeln« verursachen und uns fordern. Sie sind in der Regel nicht leicht zu bewältigen und beinhalten immer die Möglichkeit des Scheiterns. Es fühlt sich oft an, als wenn eine Barriere überschritten werden muss und dieses Übertreten ist für jeden Lernenden individuell anders. Es ist vergleichbar mit einer neuen Höchstleistung oder einem neuen Abenteuer. Herausforderungen werden als anstrengend, kräftezehrend, mühselig oder nicht bewältigbar empfunden. Es ist dieses Neue, womit sie in Verbindung stehen. Das Gewohnte wird verlassen und somit auch die Routine und Sicherheit. Wir werden aus unserer Komfortzone heraus gezwungen, um ein unbekanntes Ziel zu verfolgen. Es bietet aber auch die unmittelbare Möglichkeit, mit ihnen zu wachsen und besser zu werden. Etwas Neues zu bewältigen, ist mit positiven Emotionen verbunden. Etwas geschafft zu haben, erfüllt uns und andere mit Stolz. Somit sind Lernherausforderungen genau das, was hier beschrieben wurde: neuer Lernstoff, der die Möglichkeit des Scheiterns beinhaltet, aber auch eine Chance in sich birgt, ein Bewältigungsgefühl zu erleben und selbstbewusster zu werden.

2.1 Was beeinflusst das Lernen?

Es gibt unzählige Faktoren, die unser Lernen beeinflussen. Die Lernfähigkeit ist von der Tagesform des Lernenden abhängig, aber auch von der Lust zum Lernen, einer komplexen Lernsituation, der Erkenntnis der Wichtigkeit des Lernstoffes, den Umgebungsfaktoren, der emotionalen Situation und vielem mehr. Lernprozesse sind nicht von außen beobachtbar und es gibt lernförderliche wie lernhindernde Aspekte. Die persönliche Lernbiographie kann einen Aufschluss über das eigene Lernverhalten verdeutlichen. Lernende schätzen häufig ihre Lernfähigkeit an zurückliegenden Lernerfahrungen ein. In der Vergangenheit liegen positive wie negative Emotionen verankert, die zu Erfolgen oder Misserfolgen im Kontext des Lernens geführt haben. Diese treten immer wieder in den aktuellen Lernzusammenhang und bewerten die Bewältigung von neuen Lernherausforderungen.

Werden diese diversen Faktoren etwas gebündelt, können Lernende sich mit ihren individuellen Einflussfaktoren auseinandersetzen und sich realistisch einschätzen. Diese sind ihnen allerdings oft nicht klar bzw. werden in ihrer Differenziertheit nicht wahrgenommen. Eine Veränderung oder Anpassung ist daher erschwert. Im Lerncoaching ist ein Aufzeigen unterschiedlicher Faktoren, die auf das Lernen Einfluss nehmen, von großer Bedeutung. Viele Lernende stellen ihre Motivation als Hauptanliegen für schlechte Leistungen in den Mittelpunkt. Sie verspüren keine Lust sich auf Prüfungen vorzubereiten, verstehen das Lernthema nicht und fühlen sich überfordert bei der Prioritätensetzung von Lerninhalten. Hier ist ein klares Aufzeigen von einflussnehmenden Faktoren wichtig. Der Lernende wird dadurch angestoßen, über seine Lernanliegen nachzudenken und sie globaler zu betrachten. Die gedachte Ursache, wie das Thema Motivation, wird abgeschwächt, da dem Lernenden deutlich wird, dass ggf. seine Lernstrategie nicht ausreicht, um den Lernstoff zu erfassen und ihn zu behalten. Somit wird nachvollziehbar, dass sich die Demotivation durch eine nicht vorhandene Lernstrategie potenziert. Hat ein Lernender allerdings eine Idee, wie das Lernen strategisch angegangen werden kann, verspürt er plötzlich Lust zum Lernen und ist viel motivierter.

Merke

In der generalistischen Pflegeausbildung nehmen die Faktoren *Sprache*, *Schwierigkeitsgrad des Lerngegenstandes* und *Medienverhalten* erfahrungsgemäß immer mehr Bedeutung ein.

Ein Großteil der Lernenden steigt mit einer anderen Muttersprache in den Lernprozess der Pflege ein und tut sich schwer mit der geforderten Fachsprache der aktuellen pflegerischen Anforderungen. Zum einen dominieren Fachworte aus dem pflegerischen/medizinischen Verständnis das Kontextverständnis, zum anderen auch die wissenschaftlichen Zusammenhänge aus der Pflege selbst und aus den angrenzenden Basiswissenschaften. Hier wird deutlich, dass es im berufsbildenden Zusammenhang nicht mehr um reproduzierbares Wissen geht, sondern der Sinnzusammenhang von Wissensgegenständen aus diversen Perspektiven gelernt und verstanden werden muss. Vor allem bei der Theorie-Praxis-Verzahnung ist dieser Aspekt von elementarer Bedeutung, da weniger Wissensbestände in der Theorie behandelt werden und diese im Praxisfeld aufgrund des generalistischen Settings divers und viel mehr geworden sind. Daher wird deutlich, dass es für den Lernenden nicht mehr ausreicht, fächerbezogenes Wissen zu lernen, sondern er benötigt viel mehr ein strategisches Gerüst, wie er selbstverantwortlich und individuell für sich ausgerichtet befähigt wird, seinen Lernprozess für sein persönliches Lernziel zu gestalten.

Im Rahmen von kompetenter Lernbegleitung wird häufig über eine Lerntypisierung gesprochen, die es LernbegleiterInnen einfacher machen kann, die unterschiedlichen Lernweisen von Lernenden einzuschätzen und entsprechende Angebote zu machen. Eine Typisierung ist zum einen sicherlich hilfreich, um effektive Methoden und Strategien anzubahnen und die Erwartung zu erfüllen, den Lernenden effektiv zu unterstützen. Zum anderen bedient es aber auch eine gewisse Schubladensymptomatik, die den Lernenden nur noch mit einer Art von strategischem Lernen versorgt und somit schnell viel zu einseitig wird. Es wird nur eine Perspektive bedient, die umgehend zu Langeweile führt, und genau das ist der größte Motivationskiller. Lernen ist immer sinnhaft und erfolgt nicht ausschließlich über ein Sinnmerkmal. Meistens ist ein Sinn stärker ausgeprägt als ein anderer, hier kann es effektiver sein, diesen Lernkanal mehr zu bedienen.

> **Merke**
>
> Denkt man an das Lernen und Merken von Fachbegriffen im pflegerischen Kontext braucht es immer ein Sehen, Schreiben, Sprechen und assoziatives Verknüpfen, um Begriffe ins Langzeitgedächtnis zu befördern.

Eine Typisierung macht auch bezogen auf den Erwerb von berufsbezogenem Anwendungswissen wenig Sinn. Lernende nutzen vor allem im beruflichen Feld alle Sinne, um pflegerelevante Settings zu analysieren und zu lösen. Dieses Vorgehen wird durch den gesetzlich vorgegebenen Handlungsbezug auf die theoretische Bildung übertragen. Daher sollte es vielmehr um die Verdeutlichung von bestimmten Merkmalen des Lernens gehen, die von den begleitenden Lehrpersonen beachtet werden. Mit welchem Vorwissen geht ein Lernender in die Ausbildung? Dieses hat elementare Auswirkung auf den Lernprozess. Ist der Lernende in der Lage, neues Wissen an sein bestehendes Wissen anzuknüpfen oder hat er bestimmte berufsrelevante Aspekte bereits in einem Pflegepraktikum erlebt und ist in der Lage, Wissenstransfers herzustellen? Auch die Motivationsausrichtung spielt eine wichtige Rolle. Bestimmte Lernende sind mehr erfolgsorientiert und streben nach Bestätigung. Sie kommen gut ins Lernen, da sie eine Wissensbestätigung erwarten. Andere Lernende wiederum sind eher misserfolgsorientiert und lassen sich schnell entmutigen. Sie brauchen einen hohen Zuspruch und Bestätigung durch begleitende Lehrpersonen, um immer wieder motiviert zu werden. Es gibt weitaus mehr Merkmale, die ein individuelles Lernbild komplettieren. Hier wird deutlich, dass eine Berücksichtigung von individuellen Merkmalen wesentlich effektiver ist als eine generelle Lerntypisierung.

2.2 Verdichtung von Lerninhalten

 Ein Ziel der neuen Ausbildung zur Pflegefachfrau/zum Pflegefachmann war es, die theoretischen Vorgaben und Inhalte breiter aufzustellen. Durch die Grundausbildung wird vermehrt eine Basisbildung angestrebt, die im Anschluss an die Ausbildung in den jeweils gewählten Vertiefungsbereichen qualitativ verankert werden soll.

Dieser Aspekt ist in der Berufspraxis noch nicht deutlich und führt auf allen Ebenen zu einer großen Verunsicherung. Im Rahmen der theoretischen Ausbildung fehlen klare und einheitliche curriculare Vorgaben. Aufgrund der gesetzlichen Bestimmungen aller Länder kommt es hier schon zu einer großen Heterogenität, die eine Vergleichbarkeit des Ausbildungsziels länderübergreifend erschwert. Eine klare curriculare Ausrichtung der praktischen Ausbildung ist ebenfalls unklar darzustellen, da für beide Bereiche eine klare Positionierung ungewöhnlich ist. Bis jetzt war der theoretische Bildungsträger immer für klare Vorgaben in der praktischen Ausbildung verantwortlich. Durch die neue Gesetzgebung obliegt das dem Praxisträger, der immer noch in seiner verantwortlichen Rolle Stellung beziehen muss. Auswirkung dieser beiderseitigen Verunsicherung und Unklarheit ist die Verdichtung von Lerninhalten. Es wird mehr dem Prinzip »besser mehr als zu wenig« gefolgt. Die curriculare Unklarheit führt auf beiden Ausbildungsseiten dazu, mehr Wissensleistungen an die Lernenden zu übertragen, als gezielte Lernsettings zu implementieren. Eigentlich sollte genau dieser Aspekt durch die neue Ausbildung verhindert werden. Die unnötigen Wissensmassen aus der alten Ausbildung, vor allem aus dem naturwissenschaftlichen Bereich, sollten durch die Anbahnung an die Vorbehaltsaufgaben der Pflege ersetzt und ausgebaut werden. Im Fokus soll das handlungsbezogene Wissen stehen und nicht das reproduzierbare unnütze berufsfremde Wissen. Leider gelingt das aktuell weniger. Lernende werden in der theoretischen Ausbildung vermehrt immer noch mit den unnötigen Wissensbezügen überfordert und zusätzlich mit den gesetzlichen prüfungsrelevanten Aspekten überhäuft. Es handelt sich damit also nicht um eine klare Wissenszuordnung zum pflegerischen Berufsfeld, sondern vielmehr um eine wahllose Überschüttung von Wissensbezügen nach dem Prinzip: Es ist in der Ausbildung gelaufen und jetzt muss der Lernende zusehen, wie er mit der Masse klarkommt. Das gilt auch für das Lernfeld in der Praxis, da auch hier noch viel mehr als im Lernfeld der Theorie davon ausgegangen wird, dass z. B. medizinische Wissensbezüge eine höhere Wichtigkeit aufzeigen als berufsbezogene Pflegebezüge. Bildungspolitisch ist das defizitär zu bewerten, da der Lehrende (an beiden Lernorten) die Verantwortung trägt, zum einen die gesetzlichen Vorgaben zu berücksichtigen und zum anderen den Lernstoff so aufzubereiten, dass er eine klare qualitative Ausrichtung hat. Der Lehrende muss den Wissensschwerpunkt aufzeigen und dem Lernenden verdeutlichen, welches theoriegeleitete Wissen für die Berufspraxis existenziell ist und welches Wissen einen weiterführenden Nutzen hat. In vielen Lernsettings werden die Lernenden eher mit der Aufgabe der Wissenspriorisierung allein gelassen und sehen sich nicht in der Lage eine Wertigkeit vorzunehmen. Das führt dazu, dass der Lernende glaubt, dass alles wichtig ist, von den Wissensmassen überfordert ist, das Leistungsprofil nicht erfüllt und im schlimmsten Schritt das Ausbildungsziel nicht erreicht.

Das macht deutlich, wie wichtig eine Transparenz der Lerninhalte für die unterschiedlichen Lernorte ist. Auch der Austausch und das Anforderungsprofil müssen für alle Beteiligten klar sein. Lehrende sollten einen Austausch des Lehrleitbildes anstreben, um so für sich und für die Lernenden eine klare Ausrichtung festzulegen. Auch hier braucht es eine ähnliche Lernhaltung, um den Lernenden auf allen Ebenen das Erreichen des Ausbildungszieles zu ermöglichen.

2.3 Exemplarität und Subjektorientierung

In den gesetzlichen Vorgaben zur generalistischen Pflegausbildung findet man u. a. die Aspekte der »Exemplarität« und der »Subjektorientierung«. Aus der Perspektive der individuellen Lernbegleitung kann man nur sagen: endlich! Exemplarisches Lernen wird oft als Motto »Mut zur Lücke« interpretiert. Dies ist es in keinster Weise.

> **Definition**
>
> Exemplarität bzw. exemplarisches Lernen ist eine Notwendigkeit zur didaktischen Reduktion zu den eigentlichen Kernelementen von Wissen.

Hier geht es nicht um die quantitative Reduktion von Lernstoff, sondern um die Befähigung der Lernenden, nötiges Wissen eigenständig zu generieren. Hierzu dient eine berufsbezogene Handlung, durch die die Lernenden grundlegendes Basiswissen erfassen und verstehen. Sie erkennen Besonderheiten, Grundlagen und Analogien und können durch Transferleistungen erworbenes Wissen auf andere berufliche Situationen übertragen. Träger Unterrichtsstoff wird durch reale Alltagssituationen begreifbar dargestellt, Lernende erfassen dieses lernbare Wissen motivierter, da sie Sinnzusammenhänge verstehen und sind in der Lage, dieses Wissen auf neue berufliche Situationen zu übertragen. Hier wird die Wichtigkeit der Auseinandersetzung mit dem bestehenden Bildungsverständnis deutlich. Ein bedeutender didaktisch-pädagogischer Grundsatz ist die Berücksichtigung von Exemplarität, Handlungsorientierung und einer vollständigen beruflichen Handlung. Dieses aktuelle und moderne Verständnis von Pädagogik befähigt Lernende in ihren beruflichen Kompetenzen und lässt sie nicht stures Wissen auswendig lernen und wieder vergessen, sondern ermöglicht eine Behaltensfähigkeit von Wissen.

Die Subjektorientierung wird über die Definition im Rahmen des Bildungsverständnisses aufgegriffen und verdeutlicht. Hier ist es von elementarer Bedeutung, die Subjektorientierung innerhalb der Bildungseinrichtung auf allen Ebenen zu definieren.

> **Definition**
>
> Lernende werden nicht mehr als Objekt gedeutet, sondern viel mehr in ihrer Individualität wahrgenommen. Der Lernende selbst wird in seiner Komplexität in den Fokus genommen. Das bedeutet konkret, dass der Lernprozess die Lebens- und Berufswelt der Lernsubjekte, also der Lernenden selbst, einschließt.

Um dieser Herausforderung gerecht zu werden, ist es nötig, neue Lernsettings auf allen Ebenen und in allen Lernorten zu schaffen. Im Mittelpunkt steht der dialogische Informations- und Erfahrungsaustausch zwischen Lehrenden und Lernenden. Die klassische Belehrungsstruktur auf der vertikalen Ebene ist mittlerweile sinnfrei und unangemessen. Eine Lernbegegnung zwischen Lehrenden und Lernenden auf horizontaler Ebene ist anzustreben. Hier werden subjektive Deutungen zu Lerngegenständen aufgegriffen, diskutiert und gemeinsam gelöst. Die Lernanlässe finden auf reflexiver Ebene zwischen allen Beteiligten statt.

Die Voraussetzung für den Bildungsprozess bildet somit die Subjekt-Subjekt-Beziehung. Das heißt, dass nicht nur der Lernende als Subjekt gesehen wird, sondern auch der Lehrende als Subjekt, und somit in seiner individuellen Lehrendenrolle anerkannt werden sollte. Hier wird bewusst, dass Lernen auf unterschiedlichen Ebenen stattfindet, von diversen Situationen abhängig ist und von allen Subjekten eine hohe Emotionalität aufweist. Lernende wie Lehrende können z. B. ihre emotionalen Einstellungen nicht auf eine faktische Ebene zurückstellen, sondern es ist vielmehr wichtig, auf diese emotionale Situation zu reagieren und mit ihr lösungsorientiert in ein gutes Lernsetting zu wechseln. Mittlerweile wird in qualitativ ausgerichteten Lehr-/Lernsettings immer mehr die Subjektorientierung in den Fokus genommen. Sie nimmt in der Ausgestaltung der Rahmenlehrpläne eine zentrale Rolle ein. Vor allem findet sie sich in den ersten drei curricularen Einheiten wieder, wird im ersten halben Jahr der Ausbildung in der Theorie abgebildet und knüpft in Gänze an die Lebens- und Berufswelt der Lernenden an.

2.4 Transferleistungen zwischen Theorie und Praxis

In modernen Lernsettings, wozu die generalistisch ausgerichtete Pflegeausbildung zählt, steht die Vernetzung von Wissensbeständen im Mittelpunkt. Es geht nicht mehr allein darum, theoretisch erlerntes Wissen in das Praxisfeld zu übertragen, sondern es umfasst schon die Stufe der Wissenserkenntnis. Der Lernende entscheidet vor dem eigentlichen Wissenserwerb über die für ihn nötigen Wissensbestände, um eine bestimmte berufliche Handlung umsetzen zu können. Natürlich wird es auch immer wieder Wissensangebote durch Lehrende geben, da Lernende die Komplexität eines Berufsfeldes zu Beginn nicht erfassen können. Sobald allerdings ein Kontaktbezug zum Praxisfeld besteht, ergeben sich Transferleistungen für die Lernenden, indem sie vorhandenes Wissen abrufen und verknüpfen können oder Fragen dazu stellen. Das Theoriewissen wird oft als das »wahre Wissen« anerkannt, obwohl es sich hierbei nur um Wissen handelt, was aus der Literatur stammt. Praxiswissen verkörpert eine Handlung oder Durchführung und hat oft mehrere Wahrheiten. Theoriewissen steht für Lernende oft über dem Praxiswissen, da es faktisch belegbar ist. Dabei müsste es doch eigentlich genau umgekehrt sein. Aus einer richtigen Handlung im Praxisfeld wird das Theoriewissen abgeleitet und belegt somit das Tun in einer Handlungsabfolge.

Eine systematische Verzahnung von Theorie und Praxis ist ein anzustrebendes Ziel in der beruflichen Bildung. Lernende kommen in erster Linie aus der regulären Schulbildung und sind mit klassischen Lernkontexten, die fächerorientiert verlaufen sind, vertraut. Sie müssen jetzt nicht nur befähigt werden, exemplarisch zu lernen, sondern zusätzlich Wissenstransfers in und aus allen Lernorten optimal zu gestalten. Eine gute Voraussetzung ist schon mal, dass die Lernenden sich in der Regel selbst für diesen Berufszweig entschieden haben und somit Lernantrieb und Lernmotivation vorhanden sind. Sie wollen sich dieser Auseinandersetzung stellen und neues Wissen erlernen, um im Praxisfeld zu bestehen. Die Verzahnung zwischen Lernexempeln aus der Theorie in die Praxis ist daher ein wichtiger Bestandteil, um eine individuelle Kompetenz- und Persönlichkeitsentwicklung zu ermöglichen.

Im Sinne des eigentlichen Transfers kann man von einer Viergliedrigkeit ausgehen, die den (gesetzlich) nötigen Kompetenzerwerb anbahnt. Wie bereits erwähnt, steht vor allem die Motivation im Vordergrund, individuell nötige Wissensbestände zu benötigen. Anhand spezifischer Transferleistungen zwischen dem Erwerb von theoretischen und praktischen Erkenntnissen erfolgt die Verknüpfung von bereits bestehenden Informationen und neu gewonnen Angaben. Im vierten Schritt erfolgt eine Feedback- oder Reflexionsschleife, wodurch der Lernende eine Bestätigung zur Richtigkeit seiner Wissensbestände erhält. Dieser letzte Schritt erfolgt im Rahmen des praktischen Lernorts durch die Praxisanleitenden und im Bereich des theoretischen Lernortes durch die Lehrenden. Beide legen ihre Fachexpertise in ihren Lernbereichen zugrunde, um einen nötigen Wissenstransfer deutlich zu machen. Durch diese Feedback- oder Reflexionsschleife erhält der Lernende nicht nur eine Bestätigung über die Richtigkeit seiner Wissensinhalte, sondern erfährt in einem ganzheitlichen Kontext eine Rückmeldung, die nicht über »richtig« oder »falsch« bewertet, sondern die Erreichung des eigentlichen Lernziels verdeutlicht. Hier geht es um das »Wie« komme ich an das nötige Wissen und »Was« brauche ich dafür. Somit steht hier der Erwerb einer Transferkompetenz im Mittelpunkt – also die Fähigkeit, situativ gelerntes Wissen gelungen in ein neues Lernsetting übertragen zu können und diese Erkenntnis für sich aktiv weiter anwenden zu können.

Dieser Prozess verfolgt vollkommen das Vorgehen des exemplarischen Lernens, was in der generalistischen Pflegeausbildung angestrebt wird. Das bedeutet, dass davon auszugehen ist, dass der Lernende beispielsweise über eine entsprechende kommunikative Kompetenz verfügt, diese durch neue, theoriegeleitete Wissensbezüge in pflegerelevante Settings überträgt und ausbaut, um im Anschluss eine Anwendung im pflegerischen Feld zu erleben. Danach erfolgt eine Reflexionsschleife, die für eine Handlungssicherung sorgt. Der Lernende wird im optimalen Fall in seiner durchgeführten Handlung positiv verstärkt und kann durch diese positive Erfahrung ähnliche, neue Handlungen anbahnen. Die Herausforderung für den Lernenden ist sicherlich bei neuen Wissensbezügen eine entsprechende Wichtigkeit festzulegen. Wie hoch ist diese für seine zukünftigen berufsbezogenen Pflegesettings? Es erscheint für Lernende erst einmal schwer, selbst festzulegen, welche Wissensaspekte wichtig oder unwichtig sind. Sie sind es nicht gewohnt, dieses eigenständig festzulegen, sondern haben es zum Großteil immer durch Lehrende vorgegeben bekommen.

> **Tipp/Empfehlung**
>
> Es ist wichtig, die Lernenden zu bestärken, ihnen eine Hilfestellung darin zu geben, wie sie selbst ihre Prioritäten setzen können und vor allem dafür auch Verantwortung übernehmen. Diese Erkenntnis schärft auch den Wissenstransfer und übt darin zu erkennen, welche Lerninhalte individuell zentral für vernetztes Lernen auf allen Lernebenen sind.

2.5 Generation Z

Sie ist die erste Generation, die in einem vollständig digital vernetzten und technologieorientierten Umfeld sozialisiert ist. Nach Hurrelmann gehören diejenigen zur Generation Z, die nach 2000 geboren sind, was ca.

12 Millionen Menschen in Deutschland ausmacht (Hurrelmann & Albrecht, 2020). Digitalisierung und Online-Kommunikation sind ein bedeutender Teil des Lebens, was diese Generation als wichtige Norm für sich festlegt. Umgangssprachlich werden sie auch als »Digital Natives« bezeichnet, also als digitale Eingeborene. Wichtige Merkmale sind Optimismus, hohes Bildungsniveau, Technologieaffinität, Flexibilität und Freiheitsstreben. Diese Menschen gehören allerdings auch zu der Generation, die über die höchste Zahl diagnostizierter Depressionen und Angstzustände verfügt, obwohl sie zum Großteil im Umfeld von ökonomischem Wohlstand und sozialer Sicherheit aufgewachsen sind.

Für die Generation Z ist eine schnelle Kommunikation und Informationsübermittlung von hoher Bedeutung. Das Freiheitsstreben macht sich vor allem in der Wahl der Arbeitszeit und des Arbeitsplatzes bemerkbar. Weitere, prägende Themen sind Erfüllung, Nachhaltigkeit, soziales Umfeld, ökonomische Werte (hohes Einkommen), Anerkennung und Wunsch nach geregelten Arbeitszeiten und freier Zeit. Hier stellt sich sofort die Frage, wie diese Generationswerte zu den aktuellen Herausforderungen des Pflegeberufes passen? So gut wie gar nicht. Natürlich gibt es immer noch junge Menschen, die andere Werte für sich verfolgen oder die über den hohen Wert der Sinnerfüllung in den Pflegeberuf kommen. Für die zukünftig benötigte Masse an Pflegefachkräften stellt das jedoch eine große Herausforderung dar. Die ersten Veränderungen, bezogen auf die wechselnde Generation in der beruflichen Ausbildung, beginnen jetzt schon. Sie werden in naher Zukunft noch ausgeprägter in die berufliche Ausbildung einziehen, denn die Generation Z weiß genau, was sie will und ihr ist mehr als bewusst, dass genau das ihr Handlungsspielraum ist. Denn sie wird gebraucht – auf allen beruflichen Ebenen. Die Gesellschaft ringt in allen Bereichen um junge Fachkräfte – dafür werden sogar neue Anforderungsniveaus geschaffen, die es jungen Menschen erleichtern, schneller und komplikationsloser in den Berufsalltag zu starten. Generell sieht die Generation Z anhand von Bildung ihre Absicherung der Zukunft. Das untermauert den aktuellen Bildungstrend der Zunahme im gymnasialen Bildungssystem mit dem angestrebten Abschluss für eine Hochschulbildung. Studienangebote werden angestrebt, fokussiert und als zukunftsweisend gesehen. Eine Regelbildung interpretiert diese Generation immer mehr als Versagen und Einbahnstraße. Die Generation braucht daher in modernen Bildungssettings ein gutes Gleichgewicht zwischen Flexibilität und Freiheit und eine qualifizierte Begleitung durch entsprechende Feedbackschleifen aller Lernprozesse.

Diese Lernenden sind es aufgrund der medialen Affinität gewohnt, eine schnelle Rückmeldung ihres Lernstandes und ihrer Lernleistung zu bekommen. Sie wollen ihr eigenständiges Lernen durch gezielte Methoden ausbauen, verlangen allerdings auch eine Regelkontrolle des korrekten Wissenserwerbs. Hier wird auch deutlich, wie wichtig eine neue Ausrichtung der eigentlichen LehrerInnenrolle erscheint. Hierarchieebenen bedienen nicht mehr ein generationsgeleitetes Lernen. Es werden viel mehr BegleiterInnen gefordert, die den Lernenden auf Augenhöhe begegnen und professionell den Lerneffekt reflektieren. Austausch, Kommunikation und Sinnerfüllung sind hier die wichtigen Werte der Generation Z. Der klassische Frontalunterricht wird immer weniger wichtig, da interaktive Lernarrangements klare Kompetenzförderer sind. Daher auch der curriculare Fokus auf berufliche Handlungssituationen, Fallstudien, Simulationen, Projekte etc., die zukünftig in allen beteiligten Lernorten der beruflichen Bildung stattfinden müssen. Nur so erkennt auch die Generation Z einen Zugewinn an Bildung und fühlt sich in ihren Werten bestätigt und erfüllt. Die »Digital Natives« streben nach digitalen Lernmethoden, wollen aber auch klar eine Trennung zwischen beruflichem Lernort und Freizeit.

> **Tipp/Empfehlung**
>
> Die Methodenauswahl sollte einfach sein, nicht zu divers und eine schnelle Zielerreichung verfolgen. Unnötige digitale Lernsettings werden schnell als unsinnig erkannt und nicht weiterverfolgt.

Die Herausforderung in der pflegerischen Erstausbildung besteht darin, eine bestmögliche Passung zwischen der Generation Z und ihrem Arbeits- und Bildungsumfeld herzustellen. Hier steuert aktuell der hohe Fachkräftemangel, vor allem im praktischen Berufsfeld, gegen. Die Themen Auszubildendenbindung und Onboarding bekommen daher eine ganz andere Bedeutung. Junge Menschen sind nicht mehr dankbar für einen Ausbildungsplatz, da das Angebot in allen Bereichen groß ist. Pflegebildung muss neue Konzepte entwickeln und umsetzen, um jungen Menschen eine Sinnerfüllung in der pflegerischen Begleitung von Menschen aufzuzeigen. Der Lernort der Praxis ist hier sicherlich noch mehr in der Verpflichtung als der theoretische Bereich. Eine selbstbewusste Generation stellt klare Anforderungen, weil sie es kann. Es geht primär auf allen Bildungsebenen um positives Führungs- und Betriebsklima, definierte Aufgabenprofile und generationsspezifische Arbeitsbedingungen. Kompromisse werden nur zu einem geringen Teil eingegangen und die Hauptaufgabe in allen Lehr- und Lernsettings liegt in der Herstellung eines Gleichgewichts zwischen Lernforderung und -förderung.

2.6 Zusammenfassung

Lernen ist viel mehr als ein eintöniger Wissenserwerb. Vor allem in der beruflichen Bildung geht es um einen Kompetenzgewinn auf allen berufsbezogenen, aber auch persönlichen Ebenen. Von daher ist das natürlich eine Lernherausforderung, allerdings auf ausschließlich positiven Ebenen. Lernen ist Zugewinn und wie in diesem Kapitel beschrieben nicht nur auf der

Wissensebene, sondern viel bedeutsamer auf der Persönlichkeitsebene. Junge Menschen, die sich in einen neuen biographischen Lebensabschnitt aufmachen, brauchen vor allem in diesem essentiell-bedeutsamen Lebenspunkt eine Begleitung, die ihnen in ihrer positiven Lebensformung ein Stück beisteht. Es geht natürlich um die Ermöglichung von Wissenstransfer und um die Prägung ihrer Persönlichkeit in diesem nächsten Lebensschritt.

Das Berufsbild Pflege bietet für diverse Kompetenzbereiche die Möglichkeit, sich mit Wissen zu bereichern. Lernen darf nicht mehr als lästiges Übel empfunden werden, sondern Lernende dürfen erkennen, dass sie durch die Auseinandersetzung mit unterschiedlichen Wissensbeständen beruflich neue Situationen für sich gut meistern können. Sie brauchen eine gute Begleitung an allen Lernorten, die entsprechend qualifiziert ist. Die generalistische Pflegeausbildung nimmt den Kompetenzerwerb, die berufliche Handlung und die Exemplarität in den Lernfokus. Leider wird weniger darauf eingegangen, wie Lernende diesen Spagat aus ihrer allgemeingeprägten Lernbiographie hin zu einer eigenen Gewichtung von beruflicher Herausforderung schaffen sollen. Es braucht daher eine gute Begleitung auf der Ebene der theoretischen und praktischen Ausbildung. Lehrende, und damit sind beide Ebenen gemeint, müssen ebenfalls erkennen, dass ihre bisherige Wissensvermittlerrolle nicht mehr passgenau für die neue Ausrichtung dieser Ausbildung ist. Sie können weder die Verantwortung auf den anderen Lernbereich schieben noch den Lernenden die Verantwortung übertragen – gerade weil eine Wissensverdichtung auf den Lernebenen vorliegt, die es gilt, verantwortlich zu meistern. Auch die Prägung der jungen Generation trägt zu einer entsprechenden Herausforderung bei, die aber vielmehr im Verständnis der Lehrenden liegt. Oft werden hier noch die eigenen Sichtweisen, Verständnisebenen und Erwartungen zum Thema Lernen zu Grunde gelegt und nicht die individuellen Eigenschaften der Generation Z gesehen. Nach dem Prinzip »Das war schon immer so« oder »In meiner Ausbildung...« wird das Lernverständnis auf die junge Generation übertragen. Dass das in der aktuell vorliegen Berufswelt sinnbefreit ist, haben die vorausgegangenen Punkte eindringlich beschrieben. Lehrende können die erläuterten Eigenschaften der jungen Generation nutzen und in die nötigen Transferlernsettings übertragen. Es braucht viel mehr die Wertschätzung und das individuelle Anerkennen von Lerntransfers als die eigentliche Bewertung von Wissensleistungen. Selbstverständlich ist ein starres, faktisches Bewerten einfacher und manchmal auch klarer. Allerdings führt der ganzheitliche Blick auf junge Lernende auch zu einer Veränderung der eigenen Lehrprofessionalität. Es weitet die eigene Perspektive, verdeutlicht die Werte einer Lehrtätigkeit und führt vor Augen, wie gut und wichtig die eigentliche Begleitung von lernenden Menschen ist.

Literatur

Bundesministerium der Justiz & Bundesamt für Justiz (Hrsg.) (2021). *Gesetz über die Pflegeberufe 1 (Pflegeberufegesetz – PflBG) § 9 Mindestanforderungen an Pflegeschulen.* Zugriff am 10.07.2022 unter: http://www.gesetze-im-internet.de/pflbg/__9.html

Hardeland, H. (2020). *Lerncoaching und Lernberatung. Lernende in ihrem Lernprozess wirksam begleiten und unterstützen. Ein Buch zur (Weiter-)Entwicklung der theoretischen und praktischen (Lern-)Coachingkompetenz.* 8. unveränd. Aufl. Baltmannsweiler: Schneider Hohengehren.

Hurrelmann, K. & Albrecht, E. (2020). *Generation Greta. Was sie denkt, wie sie fühlt und warum das Klima erst der Anfang ist.* Weinheim: Beltz.

Meyer, K. (2020). *Persönlichkeit und Selbststeuerung der Generation Z. Ein Leitfaden für Bildungsträger und die mittelständische Unternehmenspraxis.* Wiesbaden: Springer.

Pallasch, W. & Hameyer, U. (2012). *Lerncoaching. Theoretische Grundlagen und Praxisbeispiele zu einer didaktischen Herausforderung.* 2. Aufl. Weinheim: Beltz.

Schubert, B. (2021). *Lernen lehren. Arbeitsbuch für Lehrende in Pflege- und Gesundheitsberufen.* Bern: Hogrefe.

3   Der Praxisanleitende als Lerncoach

Der Begriff des Lerncoachings ist an sich nicht eindeutig definiert und ebenso nicht geschützt. Das heißt, dass es an die Ausbildung zum Lerncoach und an die Durchführung von Lerncoachings keinen einheitlichen Qualitätsanspruch gibt. Und so stellen sich die Coachingangebote und das Verständnis von Coaching in der Praxis auch sehr unterschiedlich dar. In diesem Buch soll das in der Pflege überwiegend von Hardeland (2020) geprägte Verständnis vom Lerncoaching vertreten werden. Sie versteht Lerncoaching als eine Beratungsform, die darauf abzielt, den Lernenden darin zu unterstützen, seinen Lernprozess aktiv, selbstbestimmt und selbstorganisiert zu optimieren. Eine Hilfe zur Selbsthilfe bei Lernschwierigkeiten also. Ihre Aufgabe als zukünftige Lerncoaches ist es, den Lernenden darin zu unterstützen, seinen Lernprozess und die damit verbundenen lernbeeinflussenden Faktoren besser zu erkunden, Optimierungsmöglichkeiten zu erkennen und Strategien kennenzulernen und anzuwenden. Sie setzen Impulse, die den Lernenden dazu anregen, Ansätze zur Verbesserung seines Lernens zu erkennen. Sie unterstützen ihn in der Erprobung und Etablierung neuer Lernstrategien und prüfen gemeinsam die Effektivität des neu erprobten Lernverhaltens. Das Hauptanliegen eines Lerncoaching-Angebotes ist es, das Lernen – oder besser gesagt den Lernprozess – aus Sicht des Lernenden zu verbessern.

> **Doch wie funktioniert Lernen?**
>
> Lernen ist ein komplexer Prozess und weit mehr als nur der Zuwachs von reinem Pflegeprofessionswissen. Es vollzieht sich ebenso auf sozialer und körperlicher Ebene. Dabei hat jeder seinen eigenen individuellen Lernweg zu gestalten.

Es stellt sich für uns Lehrende die Aufgabe, die Lernenden auf eine sich schnell und stetig verändernde Berufs- und Lebensrealität vorzubereiten, sie über die Berufsdauer hinweg dazu zu befähigen, die erworbenen Kompetenzen weiter aufzubauen, zu differenzieren und zu erweitern. Sie also auch in der Entwicklung ihrer Persönlichkeit so zu unterstützen, damit sie in der Lage sind, auf die gesellschaftlichen Lebens- und Wirkbedingungen zu reagieren. Man spricht dabei vom Lebenslangen Lernen.

Zur Erfüllung dieser Leistungsansprüche an Lernende und Anleitende stellt sich zwangsläufig die Frage, wie Lernen eigentlich funktioniert und wie es gelingen kann, Lernprozesse effektiv zu unterstützen. Lernen wird als Prozess verstanden, bei dem der Lerngegenstand Spuren im Gedächtnis hinterlässt. Man kann sich das Lernen eines neuen Lerninhaltes dabei wie den Spaziergang über eine unberührte Wiese vorstellen. Zu Beginn ist der Weg nicht leicht zu bewältigen. Unebenheiten, Stolpersteine und Hindernisse sind noch unbekannt und erschweren den Weg. Das Ziel ist in weiter Ferne und schwer zu erreichen. Laufen Sie den Weg aber öfter, werden Sie sicherer auf dem Weg, Sie umgehen die Stolpersteine, können Hindernisse beseitigen und nach und nach hinterlassen Sie auf der Wiese eine Spur, die im Laufe der Zeit zum Trampelpfad wird – ein Weg, der leicht und schnell zu gehen ist und keiner großen Anstrengung bedarf. Lernen folgt dem gleichen Prinzip. Es heißt, Gedächtnisspuren zu hinterlassen und somit neue Verknüpfungen im Hirn zu schaffen. Diese Gedächtnisspuren werden neurowissenschaftlich als Engramme bezeichnet (Roth, 2003, S. 96).

3.1 Wie funktioniert das Gedächtnis?

 Die Gedächtnisleistung beschreibt die Fähigkeit des Gehirns, Informationen aufzunehmen, zu speichern und wieder abrufen zu können. Sie bezieht sich dabei aber nicht nur auf fachbezogene Inhalte, sondern auch beispielsweise auf Personen, Orte und soziale Zusammenhänge. Zu Beginn einer Merkleistung werden Informationen im Ultrakurzzeitgedächtnis, auch sensorisches Register genannt, gespeichert. Dort verbleiben sie, je nachdem ob sie bereits an vorhandenes Vorwissen anknüpfen können oder als unbedeutend gefiltert werden, nur für eine extrem kurze Zeit. Über das Zusammenspiel von Aufmerksamkeit, Wiederholung und Bedeutungszuschreibung gelangen die Inhalte in das Kurzzeitgedächtnis. Dort sind sie für wenige Minuten gespeichert und abrufbar. Durch erneute Wiederholung und eine vertiefende Auseinandersetzung mit dem Inhalt gelangen die Inhalte ins Langzeitgedächtnis. Dort können lebenslang uneingeschränkt viele Informationen gespeichert werden. Diese Art der Informationsverarbeitung wird nach Atkinson und Shiffrin (1968) *Mehrspeichermodell* genannt. Das Gelingen dieses Speicherprozesses ist abhängig von einem gelungenen Zusammenspiel kognitiver Fähigkeiten wie Merkfähigkeit, Auffassungsgabe, Konzentration und Anschlussfähigkeit an bereits vorhandenes Wissen. Positiv unterstützt werden kann die Speicherfähigkeit durch den Einsatz individuell passender Lernstrategien und durch ideale Rahmenbedingungen beim Lernen. Besonders die Wiederholung von Inhalten ist laut dem Psychologen Hermann Ebbinghaus beim Lernen besonders bedeutend (Hardeland, 2020). In einer visualisierten Lernkurve konnte er darstellen, dass Gelerntes bereits nach 20 Minuten nur noch zu 60 % abrufbar ist. Nach zwei Tagen sind nur noch 30 % reproduzierbar und nach 31 Tagen sind es lediglich etwas mehr als 10 %. Die Kurve ist durch Wiederholungen allerdings veränderbar.

Je häufiger etwas wiederholt wird, desto weniger wird es vergessen und kann damit den Weg ins Langzeitgedächtnis finden. Dabei sollten Lerninhalte abwechslungsreich, auf unterschiedlichen Schweregraden und Anforderungsniveaus aufgearbeitet sein (Ebbinghaus, 1885).

Eine Antwort auf die Frage, wie Lernvorgänge ablaufen, geben uns die aus der Lernpsychologie stammenden Lerntheorien. Eine dieser Theorien beschreibt der *Konstruktivismus* (Siebert, 1999). Ihm nach ist Lernen ein aktiver Konstruktionsprozess. Im konstruktivistischen Verständnis können Lerninhalte nicht vollständig von einer Person passiv auf eine andere übertragen werden. Vielmehr konstruiert sich die Person Lerninhalte in Abhängigkeit zu ihren Vorerfahrungen, Einstellungen und der ganz individuellen persönlichen Prägung selbst. Lerninhalte werden demnach je nach Anschlussfähigkeit, Nutzen und Bedeutung verarbeitet. Diesen Vorgang können Sie sich wie ein Puzzle vorstellen. PraxisanleiterInnen arbeiten ihre Anleitungssituationen so auf, dass sie verständlich, nachvollziehbar und übersichtlich sind. Diese stellen das erste Puzzleteil dar. Der Lernende hat schon verschiedene Erfahrungen zu pflegerischen Themen in der Schule, bei anderen Praxiseinsätzen oder beim selbstinitiierten Lernen gemacht. Diese ergeben ebenfalls viele gut aneinanderpassende Puzzleteile. Nun legen Sie dem Lernenden in der Praxisanleitung Ihr gut vorbereitetes Puzzleteil dar. Es besteht die Möglichkeit, dass Ihr Puzzleteil wunderbar als fehlendes Stück in das Puzzle des Lernenden passt. Es besteht aber auch die Möglichkeit, dass sich keine Stelle im Gehirn des Lernenden findet, an die das Puzzleteil anzulegen geht. Dann passt es hervorragend in Ihr Pflegepuzzle, nicht aber in das des Lernenden. Sein Lernerfolg wäre eher gering. Daher geht der Konstruktivismus davon aus, dass Wissen nur vom Menschen selbst konstruiert werden kann. Das Gehirn des Menschen stellt ein relativ geschlossenes System dar, welches Informationen von außen aufnehmen kann, aber diese stets im Abgleich mit bereits vorhandenen Gedächtnisspuren interpretiert. Dies führt zu einer höchst subjektiven Interpretation des Lerninhaltes und zu einer damit verbundenen subjektiven Wahrnehmungslenkung. Folgt man dem Konstruktivismus als Lerntheorie, ist es lernförderlich, keine vorgefertigten Lernpuzzles zu erstellen, sondern ein selbständiges Erschließen der Lerninhalte auf unterschiedlichen Ebenen zu vertiefen und das Erkennen komplexer Lernzusammenhänge anzubahnen.

Eine weitere hilfreiche Theorie ist die von Albert Bandura (1986) begründete Lerntheorie des *Lernens am Modell*. Dieser Theorie folgend wird Lernen durch das Beobachten von Verhaltensweisen und/oder Handlungsmustern angebahnt. Die Beobachtung mündet weiterführend in dem Versuch des Nachahmens. Damit vollzieht sich der Lernprozess. Übertragen auf Ihre Funktion als Anleitende oder Lerncoaches stellt sich dabei die Aufgabe, eine Art Vorbildfunktion einzunehmen. Ihre zwischenmenschlichen Reaktionen, Einstellungen zum Beruf, Ihr Umgang mit (Lern-)Schwierigkeiten oder Entwicklungen im Beruf könnten für Lernende handlungsleitend sein.

Nun bilden die benannten Theorien ein grob skizziertes Abbild des heutigen Lern- und Lehrverständnisses. In den letzten Jahren ist als zusätzlicher Einflussfaktor auf gelungenes Lernen die Persönlichkeit des Lehrenden stärker in den Fokus gerückt.

> **Tipp/Empfehlung**
>
> Erinnern Sie sich einmal an Ihre eigene Ausbildung zurück. Welche Lehrer, oder besser welche unterrichteten Lerninhalte haben Sie besonders gut in Erinnerung? Sind es wirklich die Inhalte der Lehrenden, die sehr abwechslungsreiche pädagogische Ideen in den Unterricht haben einfließen lassen, oder sind es diejenigen, die am sichersten im Unterrichtsstoff waren?

Wenn wir unsere Lernenden fragen, welche Lehrenden sie in ihrer bisherigen Lernkarriere als besonders hilfreich empfunden haben, dann zeichnet sich schnell ein Profil ab. In unseren Coachings erhalten wir häufig die Rückmeldung, dass sich Lernende von ihren Lehrpersonen vor allem Klarheit, Authentizität, echtes Interesse am Fachinhalt und echtes Interesse am Auszubildenden wünschen.

Die in John Hatties 2009 publiziertem Buch »Visible Learning« getroffenen Aussagen zu erfolgreichem Lernen haben die pädagogische Welt elektrifiziert und eine Bildungsdiskussion weit über den Pool von PädagogInnen hinaus entfacht. Das zu Deutsch übersetzte Werk »Lernen sichtbar machen« ist eine Forschungssynthese aus über 50.000, überwiegend angelsächsischen Studienergebnissen mit mehr als 250 Millionen beteiligten Lernenden. Hatties Ziel war es dabei nicht, allgemeingültige Rezepte zum Lernen zu erstellen, vielmehr wollte er die Schlüsseleinflüsse auf das Lernverhalten von Lernenden identifizieren und Lehrpersonen für Erfolge und Misserfolge ihres Wirkens sensibilisieren (vgl. Hattie, 2013, S. 7). Besonders hervorzuheben an seinem Lehr-Lern-Modell ist, dass er einerseits der Lehrperson eine zentrale Rolle der Wirksamkeit von Unterricht zuschreibt. Andererseits nehmen strukturelle Maßnahmen wie die finanzielle Ausstattung oder die Größe einer Klasse in seiner Zusammenstellung eine untergeordnete Bedeutung ein. Die teilweise unerwarteten Ergebnisse der Meta-Analyse sorgen für eine nicht abnehmende Resonanz der Massenmedien und eine damit verbundene Konfrontation der breiten, bildungsinteressierten Öffentlichkeit mit Fragen zum Thema guter, also erfolgreicher Lehre.

Wirksame Lehrende sind nach Hatties Ergebnissen Lehrpersonen:

- die ihre SchülerInnen herausfordern,
- sie ermuntern, Probleme zu lösen,
- die hohe Erwartungen an Lernende haben
- und damit ihrem Fach einen hohen Stellenwert einräumen,
- die den Lernenden über Kontrollen und Bewertungen die Qualität ihrer Leistungen widerspiegeln

- und eine Begeisterung und Liebe für das eigene Fach entfachen können (vgl. Hattie, 2013, S. 7).

Hattie stellt aber auch die *Lehrer-Schüler-Beziehung* mit einem hohen Effekt auf das Lernen heraus. In einer Meta-Analyse von Cornelius-White (2007) werden verschiedene Effekte von acht Variablen der Lehrer-Schüler-Beziehung beschrieben. Dabei wirkt sich eine nondirektive, empathische, warmherzige, das abstrakte Denken fördernde, lernermutigende, authentische und am Lernenden orientierte Beziehungsgestaltung als lernfördernd aus. Cornelius-White beschreibt ebenso einen Zusammenhang zwischen bestehenden Aversionen zur Schule und der unterrichtenden Lehrperson. Daraus kann man schlussfolgern, wie entscheidend eine individuell empathische Beziehungsgestaltung zwischen Lehrendem und Lernendem für das Lernoutcome der SchülerInnen ist (vgl. Hattie, 2013, S. 140–141).

In Anleitungssituationen besteht oft der Anspruch der Lehrenden, fachlich überlegen und mit einem Wissensvorsprung agieren zu können. Folgt man Hatties Ausführungen, so ist das allerdings nur ein Puzzleteil beim Unterstützen gelungener Lernprozesse. Vielmehr ist ein Schlüssel zum Gelingen guten Lernens, wie sehr sie den Lernenden wirklich individuell fördern und unterstützen wollen und wie sehr sie ihm dabei als PartnerInnen begegnen. Diese grundlegende Haltung zum Einfluss pädagogischer Bemühungen in Lernsituationen ist als zentrales Stützgerüst, sowohl in der Rolle als Praxisanleitende als auch in der Rolle des Lerncoaches, zu verstehen. Allerdings unterscheiden sich die beiden Rollen in einem wesentlichen Punkt: der Zielsetzung. Lernende haben in Anlehnung an die Berufsgesetze und ihre weiterführenden Verordnungen vordefinierte Lern- und Einsatzziele. Diese werden in Kooperation mit den jeweiligen Schulen curricular verankert, theoretisch angebahnt und überprüft. Die Ziele sind für alle Lernenden gleichermaßen gültig und ihr Erreichen wird in vorgeschriebenen Beurteilungs- und Bewertungssituationen überprüft. Praxisanleitende arbeiten gemeinsam mit dem Lernenden daran, diese gesetzlich festgelegten Ziele zu erreichen. Dabei passen sie im Anleitungsprozess ihre Teilziele, inhaltliche Auswahl und die Anleitungsmethoden entsprechend der Lernbedingungen des Auszubildenden an. Die Ziele sind berufs- und fachbezogen. In der Berufsausbildung werden den fachlichen Zielen der Lernenden mitunter eine besondere Bedeutung zugeschrieben. Jeder Anleitende hat schon die Erfahrung gemacht, dass es in der Praxis nicht ausreichend ist, Wissen abrufen zu können, wenn beispielsweise eine handwerkliche Technik wie das Messen des Blutdruckes vom Lernenden nicht ausgeführt werden können. Um diese Aufgabe zu erfüllen, braucht der Lernende auch eine Routine im Handling des Blutdruckmessgerätes. Zusätzlich ist es im Pflegeberuf unerlässlich, verhaltensflexibel auf die sozialen Besonderheiten in der Interaktion mit zu Pflegenden oder innerhalb des interprofessionellen Teams zu reagieren – sein Verhalten also steuern und anpassen zu können. Aus dieser Erkenntnis heraus hat die ständige Konferenz der Kultusminister (KMK, 1991, S. 3) mit der »Rahmenvereinbarung über die Berufsschule« den berufspädagogischen Begriff der *Handlungsorientierung* begründet. Im Jahr 1996 wurde in der weiterführenden Rahmenvereinbarung der Begriff der *Handlungskompetenz* näher ausdifferenziert. Somit wurde nicht ausschließlich der Wissenszuwachs als Ziel von Bildungsangeboten angesehen. Vielmehr wird die Kompetenzentwicklung der Lernenden als primäres Bestreben formuliert. Die KMK strukturiert die zu fördernden Kompetenzen auf der fachlichen, personalen, sozialen, methodischen und lernbezogenen Ebene.

Im Lerncoaching gibt es keine vorgeschriebenen Zielvorgaben oder Standardziele. Die Ziele werden einzig und allein vom Lernenden selbst definiert und beziehen sich auf alle Aspekte, die Einfluss auf ein für ihn erfolgreiches Lernen haben. Die jeweiligen Zielebenen verlassen dabei den fachlichen Rahmen und konzentrieren sich ehr auf persönlichkeitsbezogene Faktoren, die Einfluss auf den Lernprozess haben. Im Lerncoaching ergibt sich aus dieser Doppelrolle die Herausforderung, Lernende neutral und unvoreingenommen zu unterstützen. Oft kennen Sie die Lernenden, beobachten sie, können schnell erahnen, welches Verhalten oder welche Einstellung negative Auswirkungen auf das Lernen haben. Diese Beobachtungen werden im Coaching »Hypothesen« genannt. Und genau diese Hypothesen gilt es wahrzunehmen und einen Schritt zurückzutreten, damit der Blick auf das vom Lernenden wahrgenommene Problem frei wird.

> **Merke**
>
> Sicher haben Sie sofort Ideen und Ratschläge, die dem Lernenden helfen würden, sein Lernen zu verbessern. Dies sind aber Ihre Ideen und Strategien. Im Lerncoaching geht es darum, dass Sie dem Lernenden helfen, seine ganz eigenen und wirklich annehmbaren Ideen zu finden, auch wenn Sie für den Lernenden eventuell eine andere Strategie gewählt hätten. Damit finden Sie sich in einer Doppelrolle.

Auf der einen Seite sind Sie AusbilderIn, die gezielt Inhalte, Fertigkeiten und Fähigkeiten vermittelt und entsprechende Lehr-/Lernarrangements schafft. Auf der anderen Seite gehen Sie als Lerncoach den besagten Schritt zurück und distanzieren sich vom vermittelten fachlichen Inhalt. Sie fördern die Ziele des Lernenden, die nicht immer vollständig mit Ihrem fachlichen Anspruch übereinstimmen müssen, aber für den Lernenden bedeutungsvoll, zufriedenstellend und handlungsleitend sind. Ein Beispiel verdeutlicht hier die Diskrepanz Ihrer beiden Rollen und die damit verbundene besondere Herausforderung (▶ Tab. 1).

> **Tipp/Empfehlung**
>
> Zur Vermeidung dieser Rollenkonflikte empfiehlt es sich, nur Lernende zu coachen, die Sie nicht auch in der Praxis anleiten. Idealerweise wird Lerncoaching auf Ihrer Station als ergänzendes Unterstützungsangebot für die Auszubildenden aufgebaut.

Situation	Ziel Lernender	Ziel PA als Lerncoach	Ziel PA als Lehrender	Tab. 1: Zielebenen berufsbezogener Lernsituationen (eigene Zusammenstellung)
Der Lernende soll sich auf eine bevorstehende Prüfungssimulation mit dem Praxisanleitenden und dem Lehrenden vorbereiten.	• selbstsicheres Auftreten während der Prüfungssimulation • Regulationsstrategien bei aufkommender Angst nutzen	• den Lernenden dabei unterstützen, Klarheit hinsichtlich seiner Ziele zu erreichen • Zugang zu Regulationsstrategien ermöglichen • den Lernenden bei der passenden Auswahl unterstützen	• Note im Vergleich zur Vorprüfung verbessern • sichere Versorgung des Patienten • Der Lernende setzt viel aus den Praxisanleitungen um. • Der Lernende reagiert flexibel und patientenorientiert.	

3.2 Ablauf des Lerncoachings

Lerncoaching folgt einer prozesshaften Struktur. Die Lernenden kommen proaktiv mit einem Anliegen auf Sie zu. Die Informationen zum Lerncoaching-Angebot sollten die Lernenden auf der Station, in der Schule oder von Ihnen erhalten. Das Lerncoaching- Angebot sollte allerdings freiwillig sein und dem Lernenden nicht das Gefühl vermitteln, dadurch einen Vor- oder Nachteil in den Praxisanleitungen zu haben. Ist der Kontakt hergestellt, folgt entweder ein Einzelcoaching oder mehrere aufeinanderfolgende Coachingsitzungen. Die Anzahl der Coachings richtet sich dabei nach dem Anliegen und den Bedürfnissen des Lernenden. Es gibt Lernende, die bereits nach einem Coaching eine passende Lösung finden konnten, andere benötigen mehrere Beratungen. Zu Beginn des Coachings sollte der Lernende über das Angebotsformat aufgeklärt werden, damit keine falschen Erwartungen entstehen. Es sollte hier auch auf den Unterschied zu den in Ihrem Unternehmen existierenden anderen lernbegleitenden Angeboten wie der Praxisanleitung, den Lernberatungs- oder Entwicklungsgesprächen oder den Fördergesprächen hingewiesen werden.

In einer angenehmen und störungsfreien Atmosphäre erfassen Sie im Gespräch mit dem Lernenden sein konkretes Anliegen. Hier gilt es das tatsächliche Problem zu skizzieren. Es können eine Reihe von Gesprächstechniken und Coaching-Methoden helfen, den Lernenden so wenig wie möglich zu lenken und ihn dennoch zur näheren Betrachtung seines Problems zu begleiten. Als Coaching-Anliegen können alle Themen, die einen direkten Bezug zum Lernen haben, betrachtet werden.

Tipp/Empfehlung

Gelegentlich suchen Lernende in psychischen Belastungssituationen oder bei Lebenskrisen Hilfe durch Lerncoaches. Diese Lernenden sollten Sie auf spezielle weiterführende Angebote verweisen. Schulsozialarbeit oder ein psychotherapeutisches Behandlungsangebot stellen hier die professionellere Wahl dar.

Der Lernende wird nach genauer Problembetrachtung darin unterstützt, Ziele und daran geknüpfte Handlungsschritte zur Lösung zu formulieren. Nachdem diese gefunden sind, werden die gesamten Coaching-Ergebnisse noch einmal zusammengefasst. Zum Ende können Sie sich als Coach ein Feedback einholen, was bei der weiteren Interaktion mit dem Lernenden hilfreich sein kann. Das Lerncoaching verläuft zyklisch. Sollte der Lernende also weitere Unterstützung benötigen, kann er mit Ihnen gemeinsam an seinem Problem in darauffolgenden Coachings weiterarbeiten.

Literatur

Atkinson, R.C. & Shiffrin, R.M. (1968). *Human memory: A proposed system and its control processes*. In: Spence, K.W. & Spence, J.T. (Hrsg.) *The psychology of learning and motivation* (S. 89–195). New York, NY: Academic Press.

Bandura, A. (1986). *Social foundations of thought and action: A social cognitive theory*. Englewood Cliffs, NJ: Prentice-Hall.

Cornelius-White, J. (2007). *Learner-Centered Teacher-Students Relationships Are Effective: A Meta-Analysis*. Review of Educational Research, 77, 113–143.

Ebbinghaus, H. (1885). *Über das Gedächtnis. Untersuchungen zur experimentellen Psychologie*. Leipzig: Duncker & Humblot.

Hardeland, H. (2020). *Lerncoaching und Lernberatung. Lernende in ihrem Lernprozess wirksam begleiten und unterstützen. Ein Buch zur (Weiter-)Entwicklung der theoretischen und praktischen (Lern-)Coachingkompetenz*. 8. unveränd. Aufl. Baltmannsweiler: Schneider Hohengehren.

Hattie, J. (2013). *Lernen sichtbar machen. Überarbeitete deutschsprachige Ausgabe von »Visible Learning«, besorgt von Wolfgang Beywl und Klaus Zierer*. Baltmannsweiler: Schneider Hohengehren.

KMK (Hrsg.) (1991). *Rahmenvereinbarung über die Berufsschule*. Sekretariat der Ständigen Konferenz der Kultusminister der Länder in der Bundesrepublik Deutschland. Beschluss vom 15. März 1991. Zugriff am 22.03.2023 unter: https://www.kmk.org/fileadmin/Dateien/pdf/PresseUndAktuelles/Beschluesse_Veroeffentlichungen/rvbs91-03-15.pdf

KMK (Hrsg.) (1996/2000). *Handreichungen für die Erarbeitung von Rahmenlehrplänen der Kultusministerkonferenz (KMK) für den berufsbezogenen Unterricht in der Berufsschule und ihre Abstimmung mit Ausbildungsordnungen des Bundes für anerkannte Ausbildungsberufe*. Sekretariat der Ständigen Konferenz der Kultusminister der Länder in der Bundesrepublik Deutschland. Stand: 15. September 2000. Zugriff am 22.03.2023 unter: https://frei.bszet.de/inhalt/Lehrplaene/BS/Berufsuebergreifende%20Dokumente/BS%20Handreichungen%20fuer%20die%20Erarbeitung%20von%20Rahmenlehrplaenen%202000.pdf

Roth, G. (2003). *Aus Sicht des Gehirns*. Frankfurt am Main: Suhrkamp.

Siebert, H. (1999). *Pädagogischer Konstruktivismus. Eine Bilanz der Konstruktivismusdiskussion für die Bildungspraxis*. Neuwied: Luchterhand.

4 Umsetzung von Lerncoaching/Lernbegleitung

Lerncoaching und Lernbegleitung sind Beratungsformen, die aus dem Bereich der pädagogischen Psychologie stammen. Wie sie sich zu anderen Formaten abgrenzen, wurde bereits erläutert. Ein klares Verständnis über den Sinn ist von großer Bedeutung, um eine optimale Lerneffektivität für den Lernenden zu erreichen. Es handelt sich um viel mehr als um ein Konzept zur Umsetzung von Lerncoaching und Lernberatung. Es geht weniger um eine strukturelle Orientierung, eine Abfolge von Handlungsschritten und schon gar nicht um eine gutgemeinte »Ratschlagflut«. Es geht um das Schaffen einer inneren Erkenntnis im Kontext zum Lernereignis, um die Entwicklung eines Bewusstseins auf der Ebene des Lernenden, der oft nie wirklich gelernt hat zu lernen, und auf der Ebene des Lernbegleiters, der sich noch nicht wirklich mit der Lernperspektive eines Lernenden auseinandergesetzt hat. Hier steht nicht die punktuelle Unterstützung im Mittelpunkt, sondern es geht vielmehr um das Legen einer Spur. Durch eine professionelle Begleitung bei Lernanliegen spüren Lernende plötzlich, dass Lernen doch einen Wert hat, es Spaß machen kann, sinnerfüllend ist und dass das Herausfordernde auch motivieren kann. Diesen Aspekt gilt es im Lerncoaching zu entdecken und durch gezielte Wertschätzung und Ressourcenaufdeckung beim Lernenden einen beflügelnden Moment zu erzeugen. Die Spur des Lernens hat nur Positives in sich, es gilt die biographischen negativen Lernerlebnisse mit den effektvollen Erlebnissen zu überlagern und nicht umgekehrt.

Aus eigener Erfahrung können wir sagen: »Das klappt wirklich!« Es verändert nicht nur das Lernverhalten der Lernenden, sondern hat einen hohen Einfluss auf das eigene pädagogische Verständnis. Die eigene Lehrendenhaltung wird überdacht und perspektivisch verändert. Diese Erkenntnis ist elementar wichtig, da sich eigene Unterrichts-, Begleit- und Lernkonzepte verändern.

> **Merke**
>
> Zur Umsetzung von Lerncoaching und Lernbegleitung braucht es das Einlassen auf die Ebene des Lernenden. Als BegleiterIn muss man in der Lage sein, sich in die andere Perspektive hineinzuversetzen.

Es geht nicht um das Weitergeben von Lerntipps oder Informationen zu Lernstrategien, sondern es bedarf vielmehr einer hohen personalen Kompetenz für die individuellen Belange von Lernenden. Nicht jede pädagogisch ausgebildete Person bringt diese Kompetenz mit, die u. a. eine wichtige Voraussetzung darstellt. Dazu gehört auch eine wertschätzende, pädagogische Haltung mit einem entsprechenden didaktischen Verständnis. Weiterhin ein Beratungsverständnis, das die Verantwortungsübernahme für den eigenen Lernprozess in den Mittelpunkt stellt, sowie die Kompetenz, die dazu passenden Lernarrangements zu kennen und anzubieten. Auch die Kenntnis über handlungsleitende Beratungsprinzipien und strukturelle Gegebenheiten gehört dazu, um einen positiven Rahmen schaffen zu können. Es geht nicht um einen Vermittlungsansatz von Lernaspekten, sondern um die Unterstützung von Lernenden, ihre Lernkompetenz zu finden bzw. zu verbessern. Hattie (2013) hat schon vom »sichtbaren Lehren und Lernen« gesprochen. Dazu gehört auch, Lernen erfahrbar zu machen, also Lernerlebnisse prägend zu verankern. Das passiert immer noch viel zu wenig in pflegerischen Lernkontexten, obwohl es um ein praxisorientiertes, abwechslungsreiches Berufsfeld geht. Hier ist es ein Leichtes, im theoretischen und besonders im praktischen Lernbereich an tatsächlichen Handlungen berufsorientiert zu lernen. Die Spur des Lernens beginnt demnach schon mit der ersten Auseinandersetzung von berufsbezogenen Inhalten – in der Theorie im ersten Unterricht, der durch eine Handlungsorientierung neugierig macht und im Praxisfeld weitergeführt wird. Es ist eine logische Konsequenz für Lehrende und Praxisanleitende, diesen Ansatz im Lernkontext anzuwenden, um durch unterrichtliche Konzepte eine Anbahnung zur tatsächlichen Berufssituation zu schaffen. Lehrarrangements in Theorie und Praxis, die mit überflüssigem und überzogenem Theoriewissen aufgefüllt werden, führen zu einer unrealistischen berufssituativen Einschätzung. Die Schlussfolgerung ist Langeweile, Überforderung und Unverständnis.

In diesem Kapitel wird ein mögliches strukturelles Vorgehen von Lerncoaching und Lernbegleitung in den Lernorten der Theorie und Praxis dargestellt. Abschließend findet sich ein Ideenpool zu möglichen digitalen Varianten, um Lernenden auch ortsunabhängig Begleitung anbieten zu können.

4.1 Durchführung von Lernbegleitung in der theoretischen Pflegeausbildung

Die generalistische, theoretische Pflegeausbildung ist aktuell geprägt durch eine komplett neue Ausrichtung. Auf allen Ebenen herrscht Unsicherheit durch wenige Routinen. Es geht um eine erhöhte Leistungserbringung, da nach der neuen Gesetzgebung viel mehr Prüfungsleistungen und somit auch Noten zugrunde gelegt werden müssen. Diese Anforderungen sind vor allem für die Lehrenden neu. Curriculare Strukturen müssen entwickelt werden,

Prüfungsformate konzipiert und mündliche Notengebungen objektivierbar gemacht werden. All das führt zu einem höheren Leistungsanspruch für die Lernenden. Das bedingt sicherlich auch ein gutes, strukturiertes Lernen des theoretischen Lernstoffes. Lerncoaching findet ein breites Einsatzspektrum und kann in diversen Situationen des theoretischen Lernsettings angewendet werden. Es kann Sinn machen, es integrativ im eigentlichen Unterrichtskontext anzuwenden, vor oder nach Lernsituationen für einzelne Lernende oder für die gesamte Lerngruppe. Die wohl höchste Effektivität bietet sicherlich das Einzelcoaching im gesonderten Beratungsrahmen. Hier hat der Lernende die Möglichkeit, seinen individuellen Lernanliegen auf den Grund zu gehen. Der geschützte Rahmen bietet die Möglichkeit, vertrauensvoll und ehrlich miteinander in den Austausch zu kommen und spezielle Lernanliegen lösungsorientiert zu bearbeiten.

4.1.1 Konzeptidee

Zur Umsetzung des Eins-zu-Eins-Lerncoachings in der pflegerischen Erstausbildung sollten im Rahmen der Einführung und Umsetzung wichtige Aspekte aus schulleitender Perspektive geklärt werden. Es macht Sinn, den Ansatz von Lerncoaching und Lernbegleitung im Leitbild einer Bildungseinrichtung zu verankern. Die innere Haltung zu diesem Konzept ist von hoher Wichtigkeit, vor allem, damit alle Lehrenden diese Philosophie des Lernens verfolgen und wertschätzen. Lehrende, die für sich feststellen, dass sie die beschriebenen Kompetenzen mitbringen, bilden sich auf professioneller Ebene über ein Weiterbildungsinstitut zum Lerncoach fort. Die Schulleitung beschreibt über das Qualitätsmanagement der Schule eine entsprechende Stellenbeschreibung als Lerncoach. Zu beachten ist, das Lerncoaching als Unterrichtsstunden im Stundendeputat des Lehrenden erfasst wird.

Strukturelle und organisatorische Bedingungen sind im Weiteren zu klären. Das Kollegium benötigt transparente Informationen über den Sinn, Zweck und das Vorgehen im Rahmen der Implementierung. Strukturell häufigste Diskussion ist, in welchem Zeitrahmen die individuelle Beratung stattfindet.

> **Tipp/Empfehlung**
>
> Ratsam ist, das Angebot als Arbeitszeit anzubieten. Muss der Lernende das Lerncoaching vor oder nach dem Unterricht wahrnehmen, kann es als Mehrbelastung bzw. als Strafe wahrgenommen werden.

Der Lernende terminiert sein Lerncoaching individuell mit dem Lerncoach und verlässt eventuell auch den laufenden Unterricht nach vorheriger Abmeldung. Hier kann sicherlich gefragt werden, ob es sinnvoll ist, wenn ggf. lernschwache Lernende auch noch wichtige Unterrichtsinhalte verpassen. Dem kann man klar entgegnen: Wenn der Lernende den Unterrichtsinhalt nicht strategisch erfassen kann, bringt eine passive Unterrichtsteilnahme überhaupt nichts. Ein weiterer struktureller Faktor ist die Freiwilligkeit. Der Lernende muss für sich selbst erkennen, dass der Ansatz dieses Konzeptes für ihn hilfreich ist. Nur mit seiner intrinsischen Motivation kann er auch die nötigen Ergebnisse erzielen. Ein bewusstes »Verpflichten« ohne die nötige Selbsterkenntnis ist häufig sinnfrei.

Organisatorisch bekommen die neuen Lernenden im Rahmen des Einführungsblockes durch eine kurze Informationsveranstaltung die nötigen Hinweise. Es hat sich bewährt, Lerncoaching gleich zu Ausbildungsbeginn anzubieten, um möglichen Lernschwierigkeiten schnellstmöglich zu begegnen. Unterstützend kann ein entsprechender Internetauftritt auf der Schulhomepage sein und Informationsplakate oder Flyer, die an allen Lernorten platziert werden. Zur Durchführung des Lerncoachings sollte ein ruhiger Raum gewählt werden. Viele Schulen haben die Möglichkeit, die Bibliothek oder einen Beratungsraum zu nutzen. Dieser kann mit entsprechenden Materialen, die zum Beratungsformat genutzt werden können, ausgestattet sein und sorgt für eine angenehme Atmosphäre.

Die Konzeptidee basiert auf sieben Schritten, die im Folgenden genau erläutert werden.

Schritt 1: Kontaktaufnahme

Das Prinzip der Freiwilligkeit ist wie bereits beschrieben Grundvoraussetzung. Der Lernende entscheidet sich also selbstständig für ein Lerncoaching und kann auf unterschiedlichen Wegen den Kontakt aufnehmen. Dies ist z. B. möglich, indem nach einer Infoveranstaltung Listen ausgelegt werden, in die sich interessierte Lernende eintragen können (dies kann auch digital über ein entsprechendes Tool der Schulverwaltungssoftware erfolgen). Im weiteren Verlauf der Ausbildung kann der Lernende einfach über E-Mail Kontakt zum Lerncoach aufnehmen oder ihn direkt in der Schule persönlich kontaktieren. Ist das erste Treffen terminiert, treffen sich Lerncoach und Lernender im entsprechenden Raum. Eine kurze Small-Talk-Phase kann die Aufregung des Lernenden minimieren, indem man als Coach kurz nachfragt, wie der Lernende angekommen ist, was gerade im Unterricht thematisiert wird oder wie es ihm geht. Anschließend kann es hilfreich sein, durch eine kurze Information zum Lerncoaching eine gute Gesprächsbasis zu initiieren. Wichtig zu erwähnen ist der vertrauensvolle Umgang mit den kommunizierten Informationen, wie und was dokumentiert wird und wie das strukturelle Vorgehen sein wird. Der Lerncoach sorgt somit für eine gute Gesprächsatmosphäre, in der sich der Lernende wohl fühlt und entspannen kann. Anschließend wird zu Schritt zwei übergeleitet.

Schritt 2: Lernanliegen darstellen

Der Lernende kann jetzt seine Intention/sein Anliegen zum Lerncoaching ausführlich thematisieren. Erfahrungsgemäß fällt es Lernenden schwer, die richtigen Worte zu finden. Hier kann eine vorbereitete Fragestellung helfen. Manchmal kommen Lernende aber auch mit einer klaren Formulierung des Anliegens, die schon so stark konkretisiert ist, dass sie keinen Platz für andere Perspektiven bietet. Diese Phase ist geprägt durch das Aneinanderreihen von defizitären Handlungen. Lernende beschreiben in erster Linie, was sie nicht können, was nicht gut gelingt, in welchen Lernaspekten sie schlecht sind. Ein Perspektivwechsel auf die biographisch erreichten, positiven Lerneffekte fällt oft schwerer. In dieser Phase berichtet der Lernende aus seiner Perspektive, der Lerncoach fragt zur Verständnisklärung nach, macht sich Notizen und stellt, wenn nötig, weitere Impulsfragen.

Als Unterstützung kann in dieser Phase das »Abklopfen« weiterer lernbeeinflussender Faktoren nach Hardeland (2020) dienen, die der Lernende für sich gar nicht in Erwägung gezogen hat. Dazu gehören z. B. das Freizeit- und Medienverhalten, der Lernplatz und -ort, die Lernstrategien oder die Lernzeit. Am Ende dieses Schrittes sollten unterschiedliche, klar ausformulierte Lernanliegen stehen, die zur besseren Visualisierung auf einem kleinen Plakat, Metaplankarten oder Ähnlichem festgehalten werden können. Die Menge der Anliegen kann hier stark variieren. Manche Lernende haben eine klare Sache formuliert, andere mehrere bis viele Anliegen.

> **Tipp/Empfehlung**
>
> Oft werden viele Anliegen defizitär interpretiert, daher ist es wichtig, hier als Lerncoach deutlich zu machen, dass es völlig irrelevant ist, wie viele Anliegen visualisiert sind. Verweisen Sie eher auf die Detailgenauigkeit und auf die Anlässe, an denen der Lernende arbeiten will.

Schritt 3: Zielperspektive verfassen

Die Anliegen aus Schritt 2 werden nun für eine genaue, individuelle Zielformulierung genutzt. Hier achtet der Lerncoach mehr darauf, dass die gewählten Ziele direkt zum Lernenden passen, emotional gelungen sind und nicht generell-global ausgerichtet sind. Es geht nicht darum, Ziele zu kreieren, die eine Norm verfolgen, wie beispielsweise: »Ich verbessere meine Noten.« Diese passen oft nicht zum Lernenden, sind nicht real und wenig greifbar. Hier könnte ein Ziel vielmehr heißen: »Ich bin stolz auf die nächste gute Note in…« In diesem Schritt nimmt also der Lerncoach die Anliegen des Lernenden auf, fragt nach einer entsprechenden Zielformulierung und unterstützt fast immer bei einer passenden Ausrichtung.

Hierbei können die unterschiedlichsten Grundsätze und Methoden unterstützen, wie sicherlich die Orientierung an SMART-Zielen, Motto-

Zielen, Zielpyramiden, Emotionskarten, Vergleichsmetaphern, unterschiedlichen Kartensets zur Zielarbeit etc. Als Grundsatz ist es sinnvoll, die eigene Einstellung des Lernenden in einen Veränderungsprozess zu bringen. Er selbst muss das Erreichen seines Ziels kontrollieren und zu 100 % beeinflussen können. Das formulierte Ziel sollte auch einen lösungsorientierten Fokus berücksichtigen, indem klar festgelegt wird, was erreicht werden kann, und nicht, was nicht erreicht werden kann (z. B. »Ich will in der nächsten Klausur keine fünf mehr schreiben.«).

Zur Kontrolle, inwieweit ein festgelegtes Ziel wirklich passt, können die somatischen Marker durch den Lerncoach überprüft werden, indem er einfach den Lernenden fragt, wie gut sich jetzt das formulierte Ziel anfühlt. Hier merkt man schnell, inwieweit sich der Lernende wirklich mit dem Ziel identifizieren kann. Werden keine somatischen Marker deutlich, sollte der Lerncoach erneut in die Zielausrichtung gehen.

> **Somatische Marker**
>
> Somatische Marker werden umgangssprachlich als Bauchgefühl definiert. Es geht um die gesamte Reaktion des Körpers auf ein Thema. Sie werden durch biographische Erfahrungen geprägt und im emotionalen Erfahrungsgedächtnis abgespeichert.

Die Ziele sollten ebenfalls visualisiert werden (Metaplankarten, Plakat etc.). Anschließend kann der Lernende selbst seine Ziele priorisieren und sie in eine für ihn passende Reihenfolge einordnen. Das Ziel, welches für ihn am wichtigsten ist, wird an erste Stelle gelegt und das Ziel mit der geringeren Wichtigkeit wird an Folgestellen platziert. Hier erhofft sich der Lernende oft eine Unterstützung durch den Lerncoach. Die Erwartung, dass der Lerncoach sein »Okay« gibt, wird teilweise auch eingefordert. Hier haben die Verantwortung und die persönlichen Bedürfnisse des Lernenden oberste Priorität. Er legt für sich eine Bearbeitungsreihenfolge fest, die für ihn passend ist – das kann keine andere Person für ihn machen. Selbstverständlich kann sich diese Reihenfolge bis zum Folgetreffen auch wieder verändern, aber in der aktuellen Situation ist es wichtig, dass der Lernende für sich eine Priorität benennt. Durch den Lerncoach kann zum Abschluss des dritten Schrittes eine gute Zusammenfassung oder ein Ausblick formuliert werden, um in den nächsten Schritt überzuleiten.

Schritt 4: Lösungen strategisch anbahnen

Hier steht die Handlungsveränderung des Lernenden im Mittelpunkt. Wie bereits erwähnt, haben die Wenigsten in ihrer Lernbiographie gelernt, gut zu lernen. Sie haben Methoden wahllos übernommen, weil andere diese auch anwenden, oder brauchten bis jetzt noch nicht wirklich ein lernstrategisches Vorgehen, weil es immer ausgereicht hat, Inhalte zu lesen oder im Unterricht mitzuarbeiten. In beruflichen Lernkontexten verändert sich das häufig, zum einen, weil Wissen anders abgerufen und angewendet werden muss, und zum anderen, weil die Wissensmasse oft viel mehr als in der bisherigen Schul-Lern-Karriere ist.

Es geht demnach darum, die angestrebten Ziele aus Schritt drei jetzt mit tatkräftigen Maßnahmen zu versehen. Hier bietet der Lerncoach mögliche Ideen zur Zielerreichung an, die der Lernende als gut oder weniger gut für sich festlegt und sich verantwortungsbewusst für seine Methode zur Zielerreichung entscheidet. Lernende müssen hier manchmal ihre bestehenden Strategien, die ja auch irgendwie zu einem Ziel geführt haben, verändern, um für eine Optimierung aufgeschlossen zu sein. Oft liegen auch schon mögliche Lösungswege im Lernenden selbst. Er bekommt durch den Lerncoach eine Idee oder Perspektive aufgezeigt und kann diese plötzlich, situativ für sich weiterentwickeln. An anderen Stellen braucht der Lernende aber eine klare Idee vom Lerncoach, manchmal auch eine klare Handlungsvorgabe, die nach Möglichkeit immer auf einen tatsächlichen Lernkontext bezogen werden sollte. Häufige Themen sind Lernstrategien, Konzentration, Lernmotivation, Ablenkung und Prüfungsaufregung. Hier wird in Kapitel 5 genauer darauf eingegangen (▶ Kap. 5). Es macht keinen Sinn, mögliche Lösungen anzubieten, sondern der Lernende muss durch eine gezielte, lösungsorientierte Fragestellung selbst zu einer kreativen Ideenfindung bewegt werden. Durch kleine fachliche Inputs zu bestimmten Themen kann man dem Lernenden selbstverständlich auch klare Informationen geben, allerdings sollte man in dieser Phase nicht in eine ratschlaggebende Elternrolle verfallen. Vor allem in der beruflichen Bildung steht mittlerweile der eigentliche Wissenserwerb weniger im Fokus. Durch die berufliche Wandelbarkeit und schnellere Anpassung sollte der Kompetenzerwerb und ein methodisches Lernen viel mehr im Mittelpunkt stehen. Der Lernende erlernt für sich Lernmethoden, um Wissensprinzipien zu speichern, auf deren Basis er befähigt wird, Transferleistungen herzustellen und Abwägungen zu ähnlichen Situationen vorzunehmen. Abschließend entscheidet der Lernende selbst, mit welchem methodischen Vorgehen er versucht, sein erstes Ziel zu erreichen. Das übergeordnete Prinzip in diesem Schritt ist, dass der Lerncoach der Ideengeber ist und der Lernende selbst der Entscheider (bezogen auf sein weiteres Vorgehen).

Schritt 5: Zusammenfassung des weiteren Vorgehens

Der Lerncoach fasst alle wichtigen Inhalte aus den vorherigen Schritten für den Lernenden prägnant zusammen. Hier ist eine gute Visualisierung ratsam. Entweder übernimmt das der Lerncoach und versendet alle nötigen Materialen per Mail oder er übergibt diese Verantwortung in die Hände des Lernenden. Eine klare und deutliche Zusammenfassung für die nächsten Handlungsschritte/Treffen ist wichtig. Das verdeutlicht auch die Wichtigkeit des Lernprozesses und der möglichen Ziele für den Lernenden. Hier kann der Lerncoach auch klare Aufgaben mit dem Lernenden für die kommende

Anwendungsphase, die er eigenverantwortlich absolviert, schriftlich formulieren. Das kann auch als eine Art Hausaufgabe verstanden werden, sollte aber natürlich immer mit einer positiven Assoziation vom Lerncoach versehen werden. Dieser Schritt führt dem Lernenden auch klar das bisher Erreichte vor Augen, motiviert ihn ins Arbeiten zu kommen und macht Lust auf das nächste Treffen. Manchmal kann auch ein entsprechender Druck durch anstehende Arbeitsphasen hilfreich sein.

Schritt fünf beendet das erste Treffen zwischen Lerncoach und Lernendem, indem ein nächster Termin festgelegt wird. Ein Abschlussresümee sorgt dafür, dass positive Sichtweisen verbalisiert werden.

Schritt 6: Umsetzung möglicher Lösungsstrategien

Dieser Schritt liegt in der Eigenverantwortung des Lernenden. Er setzt die vereinbarten Lösungsschritte für sich um, probiert z. B. eine entwickelte Lernstrategie im Feld aus und sammelt daraus für sich nötige Erkenntnisse. Es ist hilfreich, dass der Lernende sensibel vorgeht, sich eventuell sogar Notizen zu seinen Erkenntnissen macht, um diese im nächsten Treffen deutlich mit dem Lerncoach abzuwägen. Seine Ziele sind immer gegenwärtig und werden weiterhin verfolgt. Eventuell stellen sich auch erste Veränderungen ein, die der Lernende für sich im positiven Sinne wahrnimmt. Der Zeitrahmen bis zum nächsten Treffen legt der Lernende für sich individuell fest. In der Regel sollte das zweite Treffen nicht länger als zehn bis vierzehn Tage entfernt liegen.

Schritt 7: Reflexion/Evaluation der Umsetzung

In der Zwischenzeit finden die entsprechenden Lerncoachingsitzungen statt. Die Reflexion/Evaluation ist der letzte Schritt des gesamten Lerncoachingsprozesses und bildet demnach eine Gesamtreflexion des kompletten Lerncoachings ab. Hier werden alle formulierten Ziele aus Schritt drei aufgenommen und der Lernende formuliert eine kurze Reflexion für sich und den Lerncoach im Sinne »Was hat mich weitergebracht?« und »Was war hinderlich?«. Auch diese Abschlussreflexion kann visualisiert werden. In der Regel erscheint es sehr sinnvoll, diesen Schritt für den Lernenden deutlich aufzunehmen, um ihm seine Veränderung klar darzustellen. Er geht mit einem positiven Ergebnis aus dem gesamten Prozess, ist bestärkt und gibt den Erfolg an Mitlernende weiter. Methodisch ist der Lerncoach auch in diesem Schritt frei und kann sich für eine entsprechende Ausführlichkeit selbst entscheiden. Abschließend können auch erreichte Ressourcen des Lernenden benannt werden und das weitere selbstständige Arbeiten, die neu entwickelte Lernstrategie etc. positiv verstärkt werden.

Abschließend lässt sich sagen, dass die Konzeptidee wirklich als Idee bzw. Orientierung verstanden werden darf. In der beruflichen Praxis stellen sich viele situative Veränderungen dar, in denen die aufgeführte Konzeptidee nicht in Gänze umsetzbar ist. Jeder einzelne Schritt steht für einen Begleitungsaspekt, der in seiner Berücksichtigung einen Wert verfolgt. Weiterhin ist die Idee nach einer kreativen Weiterführung des Konzeptes gegeben, welches individuell auf aktuelle Gegebenheiten angepasst werden kann.

4.1.2 Herausforderungen

Die Herausforderung und somit der hohe Anspruch von Lerncoaching in der theoretischen Pflegeausbildung ist die Schaffung einer Kontinuität und Integration in die bestehenden Curricula. In den Rahmenlehrplänen wird viel von reflektorischen Anteilen gesprochen, allerdings fehlt die klare Stellungnahme zu lernbegleitenden Instrumenten. Es hängt somit von der pädagogischen Perspektive auf der Schulmanagementebene ab, in welchem Format und Rahmen Lernbegleitung eine Anwendung in der neuen Ausbildung findet.

Die Herausforderung für den Lerncoach selbst ist sicherlich die Implementierung, Umsetzung und Begründung von Lerncoaching/Lernbegleitung im LehrerInnenteam. Hier braucht es ganz klar Verbündete und Gleichgesinnte, die eine ähnliche Einstellung zur Begleitung von Lernenden haben und bei der Umsetzung flankierend tätig sind. Eine Haltungsentwicklung auf unterschiedlichen Ebenen im gesamten Kollegium ist anzustreben. Auch die Doppelrolle als Lerncoach/LernbegleiterIn und Lehrende bietet Konfliktpotenzial. Vor allem, wenn ein Wechsel zwischen Unterrichts- und Beratungssetting stattfindet, ist ein Rollenwechsel essentiell und kann durch die Anforderungen im Schulalltag herausfordernd sein. Weiterhin bieten auch thematische Grenzanliegen ein gewisses Herausforderungspotential. In einigen Fällen wird die Zuordnung zur Nachhilfe oder zu einer psychologischen Begleitung nicht eindeutig klar. Bevor thematische Grenzgänger bearbeitet werden und evtl. weitere, schwerwiegendere Arbeitsgegenstände ausgelöst werden, ist ein deutlicher Bezug zum Lernanliegen sinnvoll.

Für Lernende liegen die Herausforderungen in der Erkenntnisgewinnung, dass dieses Unterstützungsformat für ihren individuellen Lernprozess sinnhaft ist. Sie müssen eine gewisse Relevanz für sich erkennen und diese als Antreiber für eine Lösungsanbahnung ihrer gefühlten Anliegen nutzen. Oft bildet die Kontaktaufnahme zum Lerncoach eine große Herausforderung, die Lernende überwinden müssen. Es stellt sich sicherlich auch die Frage nach der nötigen Offenheit und Vertrautheit zum Lerncoach, um das eigentliche Lernanliegen aufzudecken bzw. unbekannte Aspekte aufzudecken, die eine defizitäre Denke verursachen können. Junge Lernende denken viel mehr darüber nach, was andere davon halten, wenn sie Unterstützung nutzen. Sie haben Angst davor, defizitärer gesehen zu werden, und benötigen eine klare Information zu der Intention des Lerncoachings/der Lernbegleitung. Sie müssen auch ein Weiterkommen in ihrer Zielausrichtung spüren und brauchen dazu oft auch klare Prozessschritte. Die größte Herausforderung besteht allerdings darin, dass Lernende erkennen müssen, dass die Zielerreichung zum hohen Anteil von ihnen selbst abhängig ist. Sie selbst sind der aktive Part in der Lerncoachbeziehung. Sie müssen die erarbeiteten Handlungsmuster umsetzen, um einen Erfolg zu spüren. Dies ist bei der aktuellen Generation Z herausfordernd, da sie viel mehr so sozialisiert sind, dass der aktive Anteil eher von anderen übernommen wird.

4.1.3 Voraussetzungen für eine gute Umsetzung

In den erwähnten Ausführungen sind viele Aspekte für eine gelingende Umsetzung ausführlich benannt. Lerncoaching/Lernbegleitung reicht selbstverständlich allein nicht aus, um die Lernleistung zu verbessern. Die Effektivität einer guten Lernbegleitung ist auch schwer messbar, da die Einflussfaktoren auf das Lernen viel zu verschieden sind. Die bedeutsamste Voraussetzung für ein gutes Gelingen einer Lernbegleitung ist die Veränderung der eigenen Perspektive (Lernender und LernbegleiterIn). Der Lernende darf neugierig sein, welche Veränderungsprozesse eine gute Lernbegleitung anbahnt. Lehrende erleben einen Rollenwechsel, indem sie ihre pädagogische Sichtweise öffnen und dadurch einen ganz anderen Blick auf Lernprozesse, ihr Lehrverhalten und ihr unterrichtliches Setting bekommen. Hier steht umso mehr die Haltung von LernbegleiterInnen im Mittelpunkt. Werden Werte und Haltung in Innovationsprozesse einbezogen, gelingt auf allen Ebenen eine optimale Umsetzung von Lerncoaching/Lernbegleitung.

Viele Pflegeschulen investieren zahlreiche Ressourcen in die unterschiedlichsten Projektansätze und verlieren dabei die Fokussierung auf wesentliche und vergleichbare pädagogische Ansätze. Es geht viel um Darstellung, Einzigartigkeit oder das Abheben von anderen Schulen, um sich als Excellentcluster zu positionieren. Ein Vergleich mit anderen Bildungseinrichtungen wird eher als zu wenig einzigartig interpretiert. Die junge Generation Z strebt allerdings viel mehr nach einer vergleichbaren Orientierung und ist eher verunsichert, wenn für die gleiche berufliche Ausbildung diverse Angebote gemacht werden.

Als wichtige Voraussetzung gilt für Lernende die Schaffung einer vertrauensvollen Basis. Diese erstreckt sich über das ganze Lernbegleitungssetting, also von der Organisation über die Räumlichkeit bis hin zur Beziehung zwischen Lernenden und Lernbegleitenden. Die Grundlage von Vertrauen bildet die persönliche Glaubwürdigkeit, die man durch charakterliche Strukturen und Kompetenz erreichen kann. Vertrauen schafft man im Rahmen von Lernbegleitung, indem man aufrichtiges Interesse und Wertschätzung am Lernenden mit seinen individuellen Lernanliegen zeigt. Es geht in erster Linie darum, unsichere Situationen seines Gegenübers wahrzunehmen und dem Lernenden ein Gefühl der Sicherheit entgegenzubringen. Schafft man diese Grundlage, gerät der Lernende in die Überzeugung, seine formulierten Ziele erreichen zu können.

4.2 Durchführung von Lernbegleitung in der praktischen Pflegeausbildung

Für die praktische generalistische Pflegeausbildung gilt das Gleiche wie eingangs bereits für die theoretische Pflegeausbildung beschrieben wurde. Hier erlebt man an vielen Stellen eine noch größere Verunsicherung, da viele Praxisanleitende sich wenig mit der gesetzlichen Grundlage und den damit verbundenen Vorgaben auseinandersetzen. Das liegt sicherlich zum einen an der aktuellen Arbeitsdichte im Praxisfeld und auch an ihrer Qualifizierung. Was nach der vorherigen Gesetzgebung noch vom theoretischen Lernort übernommen und verbindlich organisiert wurde, muss jetzt durch den Lernort Praxis abgebildet werden. Die hier nötigen Verantwortlichkeiten müssen an vielen Lernsettings noch geschaffen werden und so liegt es eher an jedem einzelnen Praxisanleitenden, die nötigen Lernbedingungen zu schaffen. Hier entsteht gerade eine Orientierung zwischen Lernbegleitungen, Lernaufgaben und Arbeitsaufgaben. Oft ist immer noch nicht eindeutig geklärt, wer welches Aufgabenprofil übernimmt und die Lernenden durch die gesetzlich vorgegebenen Anforderungen führt.

Es erscheint auch wichtig, dass viele Praxisanleitende für eine praktische, curriculare Konzeption gar nicht ausgebildet sind und somit eine Entwicklung von praktischen Lernaufgaben, die kompetenzorientiert ausgerichtet sein müssen, als schwierige Aufgabe angesehen wird. Die aktuell geschaffenen Strukturen, durch beispielsweise studierte PraxiskoordinatorInnen, bieten auch nur eine kurzfristige Lösung. Eine Verbindung zwischen allen nötigen Lernorten ist hier sicherlich am effektivsten, da nur eine entsprechende Abstimmung beider curricularer Strukturen für den Lernenden als effektiv und übergreifend erlebt wird. Hier geht es nicht nur um die einzelnen Aufgabenprofile, Kompetenzorientierung und Verbindung von theoretischem und praktischem Wissen, sondern vielmehr um eine einheitliche Bewertungs-, Beurteilungs- und Reflexionsphilosophie. Wird die Verantwortung auf beide Lernorte übertragen, ist eine Vereinheitlichung erschwert und die Chance einer gemeinsamen Lernhaltung in allen Lernorten, wie in vielen anderen Berufsausbildungen, vertan. Für die Lernenden wird somit erneut eine weitere Instanz der Unterscheidung von Aufgaben geschaffen, die eigentlich nicht nötig erscheint. Eine gemeinsame Ausrichtung von Lernhaltung und Aufgabenbearbeitung in allen Lernorten im Rahmen der generalistischen Pflegeausbildung kann eine Chance für den Lernenden bieten und sollte unbedingt umgesetzt werden.

4.2.1 Konzeptidee

Auch hier gilt die gleiche Philosophie wie bereits bei der Konzeptidee zur theoretischen Lernbegleitung/Lerncoaching beschrieben. Die Haltung der Praxisanleitenden orientiert sich maßgeblich an einer gemeinsamen Ausrichtung für alle nötigen Lernorte. Der Lernende braucht eine gleiche

Orientierungsvorgabe in allen Lernsettings. Eine Weiterbildung für Praxisanleitende zum Lernbegleiter/Lerncoach ist angebracht und sinnvoll. Nur so kann eine qualitativ pädagogische Begleitung sichergestellt werden.

Der Unterschied zur theoretischen Ausrichtung besteht vielmehr in der Transferleistung des Wissens aus dem Unterricht hin zur praktischen Anwendung am zu pflegenden Menschen. Es geht nicht nur um rein fachpraktisches Wissen, wie beispielsweise die Durchführung eines aseptischen Verbandswechsels, sondern vielmehr auch um die praktische Durchführung von Educationsettings, Anleitungssituationen oder Angehörigenberatungen. Das macht wiederum deutlich, wie wichtig es vor allem für Praxisanleitende ist, auch die Inhalte aus dem theoriegesteuerten Lernort zu kennen und mit dem vorliegenden Lernsetting zu verbinden.

Lernende sind in der Regel gut in der Lage, reproduzierbares Wissen wiederzugeben, aber dieses in eine Anwendbarkeit zu bringen, erscheint ihnen häufig sehr schwer. Hier liegt die Aufgabe des Praxisanleitenden. Im Rahmen von Lernbegleitung/Lerncoaching ist dem Lernenden durch methodisch gezielte Begleitung eine Möglichkeit der Bewältigung aufzuzeigen. Es stellt sich daher schnell die Frage, inwieweit Arbeitsaufgaben vom Praxisanleitenden vorgegeben werden sollten oder eben doch vom Lernenden selbst. Denn er entscheidet nach seinem aktuellen Lernstand, auf welcher Ebene er zu welchen Lernanlässen eine Begleitung benötigt. Die Frage ist daher, ob eine starre Vorgabe von Aufgaben in individuellen Lernorten des Lernenden überhaupt sinnhaft erscheint oder nur die gesetzlichen Vorgaben erfüllt.

Eine Idee wäre demnach, dass die Verantwortung der zu bearbeitenden Lernaufgaben beim Lernenden selbst liegt und er sie entsprechend auf sein Lernsetting übertragen kann. Sicherlich macht eine Orientierungsvorgabe Sinn, in der curricular vorgegeben wird, wie viele Arten von Aufgaben in welchem Zeitrahmen zu absolvieren sind. Die thematischen Schwerpunkte legt der Lernende passend zu seinem Lernort selbstständig fest. Hier kann dann das Konzept der Lernbegleitung/des Lerncoachings integriert werden. Je nach Vorwissen des Lernenden entscheidet er selbst, wann und in welchem Umfang für ihn eine Lernbegleitung unterstützend nötig sein kann. Das kann als Vorbereitung auf eine entsprechende Lernaufgabe verstanden werden oder als ein Lerngespräch, in dem die Verzahnung der Wissensbestände Begleitungsgegenstand ist. Auch hier entscheidet der Lernende freiwillig, wann für ihn diese Art der Lernbegleitung/des Lerncoachings sinnvoll ist und nimmt Kontakt zu einem entsprechenden Praxisanleitenden im Lernort auf.

Das Prinzip liegt hier im elementar wichtigen Lernkonzept der Wiederholung. Durch die Anwendung der Wissensbestände in einem theoriegeleitenden Begleitgespräch oder in einer praktischen Durchführungsaufgabe wird das Wissen in eine Anwendung gebracht, wiederholt und vertieft sich dadurch effektiv beim Lernenden. Der Lernende kann über eine gemeinsame Reflexion seine Ressourcen nutzen und erkennt im optimalen Fall einen Lernerfolg für sich. Veränderungen im nächsten Verhalten werden deutlich und reflektorisch aufgezeigt. Das sichert einen beständigen Lerneffekt.

Eine Lernbegleitung/ein Lerncoaching im praktischen Lernort orientiert sich an der gleichen prozesshaften Vorgehensweise wie im theoretischen Lernort. Dies führt zu einer Vereinheitlichung, der Lernende kennt die Abläufe und Strukturen und kann sich schnell in den Begleitprozess einfinden. Im Weiteren werden für den praktischen Lernort auf Basis des bereits erläuterten schritthaften Ablaufs gezielte Ideen ergänzend aufgeführt. Für die anschließend dargestellte Konzeptidee im praktischen Lernsetting in der generalistischen Pflegeausbildung sind ein oder mehrere weitergebildete Praxisanleitende zuständig.

Schritt 1: Kontaktaufnahme

Die Kontaktaufnahme kann identisch zur theoretischen Ausbildung gestaltet werden. Auch hier hat die Freiwilligkeit des Lernenden oberste Priorität und die Terminierung kann digital oder in direkter Absprache erfolgen. Kommt es zum ersten Treffen, ist ein separater Raum sinnvoll. Hierzu kann ein Büro der PAs oder alternativ ein Besprechungsraum am praktischen Lernort genutzt werden. Für die benötigten Materialien ist der Praxisanleitende zuständig.

Schritt 2: Lernanliegen darstellen

Auch hier formuliert der Lernende seine entsprechenden Lernanliegen, die sich ausschließlich auf das praktische Lernsetting beziehen. Also im Mittelpunkt stehen die Verknüpfung von Wissensbeständen aus den unterschiedlichen Lernorten oder herausfordernde Lernanliegen aus dem praktischen Lernsetting. Die Lernanliegen beziehen sich daher eher auf tatsächliche fachpraktische Aspekte aus dem tatsächlichen Arbeitsfeld Pflege und nicht auf theoretisches Wissen. Die eigentlichen pflegebezogenen Tätigkeiten stehen im Mittelpunkt und der Lernende kann hier Bezüge schaffen, was ihm im tatsächlichen praktischen Feld herausfordert und an welchen Situationen er Unterstützung benötigt. Der Praxisanleitende erfasst diese Anliegen des Lernenden und visualisiert sie entsprechend.

Schritt 3: Zielperspektive verfassen

Die Ausrichtung des dritten Schritts ist sehr ähnlich wie bereits beschrieben. Auch hier wird der theoretische Hintergrund zur Zielformulierung entsprechend umgesetzt und die visualisierten Ziele werden vom Lernenden selbst priorisiert. Der hohe Berufsbezug macht es für beide Seiten leichter, die Wichtigkeit zum aktuellen Praxisort abzuwägen. Hier kann der Lernende selbst fokussieren, was er im Rahmen des aktuellen Praxisortes vertieft lernen will und evtl. Anleitungstermine sofort terminieren. Der Transfer zum eigentlichen Begründungsrahmen ist hier für den Lernenden deutlicher. Er kann umgehend nachvollziehen, was er für das aktuelle Praxissetting an

Zielen setzen will und für sich die Wichtigkeit der Erreichung der Ziele begründen. Ein selbst kreiertes Motto kann diese Wichtigkeit besonders hervorheben und motivierend bei der Umsetzung unterstützen.

Schritt 4: Lösungen strategisch anbahnen

In diesem Schritt soll eine Optimierung des eigentlichen Pflegehandelns im praktischen Setting angebahnt werden. Die Lösungsmöglichkeiten richten sich an dem formulierten Ziel aus Schritt 3 aus und der Praxisanleitende kann jetzt praktische Lernlösungen zusammen mit dem Lernenden entwickeln. Auch hier können diverse Lernanlässe im praktischen Feld vertieft gelernt werden. Vor allem Themen wie strukturiertes Arbeiten, Handlungsabfolgen zu pflegerischen Tätigkeiten, Prüfungssimulationen und viele mehr können hier gut umgesetzt werden. Der große Vorteil der Lernbegleitung im Praxisfeld ist die Verknüpfung von Wissen aus allen Lernorten. Beispielsweise kann der Lernende zu Beginn eine theoretische Handlungsabfolge aus seinem theoriegeleiteten Wissen erstellen und das mit dem Praxisanleitenden evaluieren. Anschließend kann der Lernende auf Basis der überarbeiteten Handlungsabfolge das theoretische, vertiefte Wissen in den gewünschten Praxisbezug einbetten und je nach seiner individuellen Gewichtung kann es eine Unterstützung durch die Praxisanleitenden geben bis hin zur kompletten selbstständigen Durchführung.

Merke

Im Rahmen der Lernbegleitung nimmt der Praxisanleitende immer die Rolle des Beobachters ein, um im Anschluss an die Durchführung eine ausführliche Evaluation der Handlung zu ermöglichen.

Der Fokus soll auf der Rückmeldung an den Lernenden liegen, da in diesem Schritt der höchste Lernanteil liegt. Im Weiteren wäre es auch denkbar, dass der Lernende bei einer ausführlicheren Rückmeldung die Handlung zu einem geplanten späteren Zeitpunkt erneut wiederholt und die Praxisanleitenden im Rahmen der Evaluation die Lernzugewinne deutlich machen. Der Lernerfolg für den Lernenden selbst ist sehr effektiv, da er in der Regel motiviert ist, die vorher weniger gute Handlung im weiteren Durchlauf zu verbessern und er selbst die Optimierung erkennen wird.

Methodisch ist in diesem Schritt der Lösungsanbahnung vieles möglich. Es muss auch nicht in jeder Situation eine Begleitung durch den Praxisanleitenden erfolgen. Es ist auch möglich, dass der Lernende eigenständig für sich selbst tätig wird und anhand von selbst entwickelten Reflexionsfragen sein eigenes Handeln reflektiert. Auch die Möglichkeit, MentorInnen oder andere Auszubildende als Begleitung zu nutzen, ist eine gute Variante. Die Kleingruppenarbeit ist ebenfalls geeignet, um die Lernanlässe der Lernenden zu bündeln, zeiteffizient zu arbeiten und ein gutes Lernergebnis zu erzielen.

Lernende können sich auch eigenständig zu bestimmten Lernvertiefungen zusammenschließen, um sich beispielsweise auf Arbeitsaufgaben, Lernaufgaben, Praxisbegleitung etc. vorzubereiten. Eine detaillierte Vorbereitung auf die Zwischen- und Abschlussprüfung kann auch von Vorteil sein. Es soll immer wieder bedacht werden, dass der Lernende selbst seine berufliche Lernhandlung benennt und es nicht zu einer Abarbeitung von möglichen Schemata kommt, die der Praxisanleitende vorgibt, weil er meint, dass diese Tätigkeiten jeder Lernende braucht. Praxisanleitende dürfen hier kreativ sein, nehmen den Lernenden in seine Verantwortung und lassen ihn seine Lernanlässe benennen. Produktive, ideenreiche Methoden für das berufliche Handlungsfeld fordern den Lernenden und vertiefen den Lernstoff auf allen Kompetenzebenen.

Schritt 5: Zusammenfassung des weiteren Vorgehens

Nach einer gewissenhaften Verdeutlichung von möglichen methodischen Vorgehensweisen können diese im fünften Schritt zusammenfassend dargestellt werden. Der Lernende kann sich für eine passende Variante entscheiden und diese noch genauer ausgestalten. Es können in diesem Schritt auch noch mögliche Hilfsstrategien eingeplant werden, im Sinne von: Wer oder was unterstützt den Lernenden? Die ausgewählte Methode sollte hier nach Möglichkeit terminiert und mit den nötigen Rahmenbedingungen benannt werden, wie zum Beispiel: Wer unterstützt bei der Ausführung der gewählten Maßnahme, welche Materialen werden noch benötigt und welche besonderen Rahmenbedingungen sind nötig? Es kann sinnvoll sein, diese Aspekte schriftlich zu fixieren, um die Verbindlichkeit entsprechend zu erhöhen. Nach Abschluss dieses Schrittes kann die Aufgabe in die Verantwortung des Lernenden übergeben werden oder es schließt sich beispielsweise die sofortige Aufgabenbearbeitung (z. B. eine Praxisbegleitung) mit dem Praxisanleitenden an.

Schritt 6: Umsetzung möglicher Lösungsstrategien

Genau wie beim Lerncoaching zur theoretischen Ausbildung liegt in diesem Schritt die Verantwortung beim Lernenden selbst. Er entscheidet für sich, welche Lösungsanbahnungen zur Anwendung kommen. Auch die Häufigkeit und Intensität legt er eigenverantwortlich fest. Hier besteht die Möglichkeit, dass der Praxisanleitende sein Angebot zur Begleitung terminiert. Für manche Lernende ist es sinnvoll, einzelne Aufgaben in der Phase der Umsetzung durch den Mentor oder Praxisanleitenden überprüfen zu lassen. Diese zustimmende Methode des inneren Druckes kann dazu führen, die gewählten Aufgaben motivierter zu bearbeiten und mit dem Praxisanleitenden in eine kurze Zwischenreflexion zu gehen. Eine Alternative wäre auch, dass der Lernende seine Lernaufgaben selbst dokumentiert und reflektiert und diese Dokumentation in der anschließenden Evaluation zusammen mit dem Praxisanleitenden als Gesprächsgrundlage nutzt. In wenigen Fällen ist es nötig, mit dem Lernenden einen klaren Aufgabenplan zu erstellen. In diesem können detailliert die gewählten Aufgaben, Begleitungen und Reflexionen mit den anleitenden Personen dokumentiert werden. Es kann auch sein, dass durch die schritthafte Lernbegleitung deutlich wird, dass der Lernende als Lösung für sich eine geplante Anleitung benötigt, die dann selbstverständlich auch in diesem Schritt geplant mit dem Praxisanleitenden durchgeführt wird.

Schritt 7: Reflexion/Evaluation der Umsetzung

Die Reflexion sollte, anders als im theoriebezogenen Lerncoaching, nicht nur als Abschlussreflexion für den ganzen Prozess dienen, sondern vielmehr nach den jeweiligen vereinbarten Handlungen zur Lösungsumsetzung erfolgen. Vor allem im praktischen Lernkontext steht die berufliche Handlung mit ihrer Umsetzung im Mittelpunkt und kann ohne ein Feedback durch den Praxisanleitenden nicht zu einem unmittelbaren Lerneffekt führen.

Die Rückmeldung sollte klar und deutlich erfolgen und sich auf »positive Lerneffekte« und »ausbaufähige Lerneffekte« beziehen. Eine bekannte »Was lief positiv – Was lief negativ«-Liste ist hier weniger zielführend, da sich Lernende bekannterweise immer mehr auf das Negative beziehen. Im Mittelpunkt sollte das Prinzip stehen, Stärken zu stärken und Unterstützungsbedarfe aufzudecken. Diese können anschließend mit einer weiteren Vereinbarung angegangen werden, um dem Lernenden klar zu verdeutlichen, dass eine weitere Unterstützung angebahnt ist.

Vor allem im Rahmen von Prüfungsvorbereitungen, die im praktischen Lernfeld erfolgen, ist Vorsicht geboten. Viele Lernende fordern klassischerweise eine »theoretische« Benotung ein, um eine Orientierung zu bekommen – im Sinne: »Wenn das jetzt die Prüfung gewesen wäre, was für eine Note wäre das genau?« Im Sinne des Lernerfolges kann der Praxisanleitende klar verdeutlichen, dass es sich hier um eine Prüfungsvorbereitung handelt und eben nicht um die Prüfung, daher hat es keinen Vergleichswert. Eine Prüfung ist eben keine Prüfungsvorbereitung. Eine ausführliche Evaluation der Handlung ist viel effektiver, als wenn der Lernende eine Eventualität gesagt bekommt, die das Erreichen eines positiven Prüfungsergebnisses völlig destruktiv darstellt. Es sollten vielmehr die Ressourcen der Lernenden im Mittelpunkt stehen, um so einen positiven Lerneffekt anzustreben.

Auch diese Konzeptidee versteht sich als Ideengeber und lässt sich auf allen Ebenen ausbauen und mit neuen, kreativen Ansätzen aus dem Berufsfeld der pflegerischen Praxis ausbauen. Hier sind die Praxisanleitenden als Ideengeber gefragt. Sie können originelle Anleitungsideen kreieren und für die Lernenden umsetzen. Das praktische Handlungsfeld bietet eine Vielzahl von motivierenden Methoden, um positive Lerneffekte deutlich zu machen.

4.2.2 Herausforderungen

Die Herausforderungen in der theoretischen Ausbildung sind sicherlich etwas größer als im praktischen Lernsetting, da die Möglichkeiten der Umsetzung hier vielfältiger sind. Allerdings gilt auch hier, dass der Aspekt der Freiwilligkeit respektiert werden muss und Lernbegleitungen nicht hierarchisch für Lernende angeordnet werden sollen. In gewissen Situationen ist es für Praxisanleitende sicherlich schwer auszuhalten, die Lernverantwortung beim Lernenden zu lassen, aber alles andere ist wenig erfolgsversprechend. Der Lernende selbst muss für sich erkennen, wann und in welchem Umfang eine Lernbegleitung im praktischen Feld sinnvoll ist, und hat dann die Möglichkeit, sich entsprechend zu organisieren.

Für den Praxisanleitenden selbst ist sicherlich eine der größten Herausforderungen die Verzahnung von Theorie und Praxis. Beide Lernorte müssen inhaltlich bekannt sein, um gute Lerneffekte zu gewährleisten. Das theoretische Curriculum, inklusive Aufbau, Ausrichtung und Inhalt, sowie die Lernanlässe im praktischen Feld brauchen eine klare Vernetzung durch den Praxisanleitenden, sonst ist eine Differenzierung von Lernaufgaben nur erschwert möglich. Die curricularen Bedingungen aus der Theorie müssen im beruflichen Handlungsfeld zur Anwendung kommen und vertieft werden. Kennt der Praxisanleitende diese Inhalte nicht, sind Bezüge nicht möglich und es gilt immer, sich auf die Aussagen der Lernenden zu verlassen.

Auch ist eine Terminierung mit den Lernenden herausfordernd. Es gilt ein von allen nutzbares Medium zu generieren, um terminliche Absprachen treffen zu können. Im optimalen Fall kann das über ein digitales Terminierungssystem passieren, worüber auch kurzfristige Veränderungen erfasst werden können. Praxisanleitende brauchen einen Ort, an dem sie zu finden sind. Sie müssen Räume zur Vorbesprechung, Planung und Evaluation bereitstellen können, die ausschließlich für den praktischen Ausbildungskontext genutzt werden. Vor allem, weil eine lernunterstützende Ausstattung wichtig ist, um die Evaluationsanlässe pädagogisch gut zu gestalten. Das ist leider nicht im pflegerischen Setting durchzuführen bzw. im Stationszimmer. Hierfür bedarf es klar ausgewiesener Lernräume im praktischen Lernkontext, die nicht nur für Lernberatung genutzt werden können, sondern auch für diverse Lernanlässe, wie z. B. Bearbeiten von Lernaufgaben.

Die wichtigste Herausforderung ist die verfügbare Zeit der Praxisanleitenden für die Lernanlässe. Eine prozentual definierte Freistellung für die praktische Ausbildung ist obligat für alle Praxisanleitenden. Es geht nicht nur um eine pädagogische Begleitung der Lernenden, sondern vielmehr auch um die Vor- und Nachbereitung von Lernanlässen, Konzeption von Lernaufgaben, Planung von Lernsettings bis hin zur Einbettung in ein praktisches Curriculum. Das Aufgabenprofil von Praxisanleitenden macht im Rahmen der generalistischen Pflegeausbildung einmal mehr deutlich, wie wichtig eine entsprechende Qualifizierung (Studium) für Fachpraxislehrende ist. Daran schließt sich auch eine entsprechende Finanzierung und Bezahlung von Praxisanleitenden an. Diese muss entsprechend der Qualifikation, Erfahrung und Ausbildung klar ausgerichtet sein. Nur so ist eine professionelle Ausbildung zu gewährleisten.

4.2.3 Voraussetzungen für eine gute Umsetzung

Die bereits benannten Voraussetzungen zur theoretischen Lernbegleitung gelten ebenso für den praktischen Lernbegleitungskontext. Auch hier steht die Haltungsveränderung zum Thema Lernen im Mittelpunkt. Sicherlich ist es im aktuellen Ausbildungskontext der generalistischen Pflegeausbildung für die meisten Praxisanleitenden eine größere Herausforderung, eine persönliche Haltungsveränderung vorzunehmen, einfach, weil sie selbst in ihrer pädagogischen Qualifizierung sich wenig bis gar nicht mit diesem Thema auseinandergesetzt haben. Auch hier sollte ein gleiches Verständnis von Lernbegleitung zu Grunde gelegt werden und Praxisanleitende im Rahmen ihrer Ausbildung entsprechend des Leitbildgedankens der Bildungseinrichtung ausgebildet sein.

Erfahrungsgemäß ist leider für diese wichtige Thematik wenig bis gar keine Zeit vorgesehen. Die elementare Auseinandersetzung mit einer neuen Rolle als Praxisanleitende sollte hier allerdings im Fokus stehen, da der Perspektivwechsel von der eigentlichen Pflegefachkraft hin zu einer bewertenden, begleitenden Rolle vorgegeben ist. Praxisanleitende vertrauen dann mehr oder weniger auf ihr Bauchgefühl oder führen die Begleitungen nach ihren gemachten Erfahrungen nach bestem Gewissen durch. Sie können gar nicht auf pädagogisch fundiertes Grundlagenwissen zurückgreifen, da innerhalb der 300-stündigen Weiterbildung wenig Ressourcen bestehen, um sich mit der neuen Rollenfindung auseinanderzusetzen.

Was schon bei den Herausforderungen kurz aufgeführt wurde, wird auch bei den Voraussetzungen für eine gelungene Lernbegleitung deutlich: Ohne eine entsprechende Ausbildung kann Lernen wenig qualitativ fundiert stattfinden. Wir sprechen nicht vom Lernen im eigenen Umfeld, sondern von einem ausbildungsbezogenen, beruflichen Lernkontext. Hier muss Lernen professionell, qualitativ und fundiert stattfinden und somit ist ein Praxisanleitender ein Lehrer für den praktischen Lernkontext. Das macht erneut deutlich, wie wichtig eine entsprechend ausgerichtete Hochschulbildung ist. Nur so kann ein berufsbezogenes Lernen für den Lernenden zwischen den Lernorten der Theorie (Masterabsolvierte Lehrende) und der Praxis (weitergebildete Pflegefachpersonen) adäquat stattfinden.

4.3 Online-Verfahren zur Lernbegleitung/zum Lerncoaching

Die zurückliegende Pandemie hat vor allem die digitalen Lernwege sehr forciert und in kürzester Zeit Möglichkeiten geschaffen, die vorher fast nicht denkbar waren. Auch im Rahmen der Lernbegleitung wurden neue Ideen zu kontaktarmen, digitalen Varianten entwickelt und umgesetzt. Es erscheint auf den ersten Blick sicherlich gut möglich, ein Reflexionsgespräch auch über digitale Plattformen führen zu können. Für ein prozesshaftes Vorgehen, wie eine Lernbegleitung/ein Lerncoaching, bedarf es schon einer guten Planung und vor allem einer guten Auseinandersetzung mit digitalen Medien und Tools. Die Entwicklung und Übertragung von methodischen Instrumenten auf ein digitales Format sind herausfordernd und bieten sicherlich auch eine neue thematische Auseinandersetzung. Eine Kontaktherstellung mit den Lernenden ist einfach möglich. Allerdings ist der visuelle Eindruck lediglich auf das Gesicht bezogen. Eine Wahrnehmung von Körperhaltung etc. ist eingeschränkt. Diese Herausforderung überträgt sich auf den gesamten Prozess.

Im nächsten Schritt der Darstellung der Lernanliegen ist das digitale Vorgehen sehr gut möglich. Lernanlässe können entweder analog visualisiert und über die Kamera demonstriert werden oder mittels diverser Präsentationstools der genutzten Korrespondenzprogramme aufgezeigt werden. Im nächsten Schritt der Verfassung der Zielperspektive ist der Kreativität wenig Grenzen gesetzt. Hier kann der Lernende selbst eine Visualisierung erstellen, die zu einem späteren Zeitpunkt vorgestellt und besprochen wird. In Schritt vier, der Lösungsanbahnung, können in Form eines kurzen Inputs durch den Lerncoach unterschiedliche Lösungsvorschläge unterbreitet werden, die entsprechend digital aufbereitet wurden und zur Erreichung des Lernziels passgenau vorgestellt werden. Die anschließende Zusammenfassung kann im digitalen Format ebenfalls prägnant im Gespräch durchgeführt werden. Die Umsetzung der Lösungsmöglichkeiten erfolgt genau wie für die bereits benannten Varianten in Eigenverantwortung und im siebten Schritt werden die Ergebnisse entsprechend reflektiert, angepasst oder belassen. Auch hierfür eignet sich ein digitales Format entsprechend.

Da digitalisiertes Lernen zukünftig eine immer wichtigere Rolle in Bildungsprozessen spielen wird, ist es ebenfalls wichtig, Lernbegleitungsprozesse auf ein digitales Verfahren zu prüfen. Selbstverständlich spielt die Interaktion zwischen Lernenden und Lehrenden eine elementare Rolle für den eigentlichen Lernerfolg. Vor allem in den ersten Schritten einer Lernbegleitung entstehen unverhofft Emotionen, die entsprechend aufgenommen und unterstützt werden. Kommt es beispielsweise zu Enttäuschung, Verletzung, Wut, Trauer oder zu Aggressionen, können diese in einer tatsächlichen Interaktion aufgenommen, bearbeitet und gelöst werden. Dies ist in einem digitalen Format weniger möglich, da beispielsweise ein beruhigender Körperkontakt unmöglich ist. Auch bedarf es bei der Umsetzung von Onlinevarianten einer gewissen Erfahrung in Lernbegleitungskonzepten, um spontan methodische Entscheidungen treffen zu können und aus der Rolle des Begleitenden entscheiden zu können, wann ein digitales Format beendet bzw. ausgebaut werden kann. Eine Möglichkeit bietet die Zerteilung des schritthaften Vorgehens einer Lernberatung in digitale und interaktionale Anteile. Zum Beispiel können Schritt eins und zwei online stattfinden, während die weiteren Schritte im direkten Austausch erfolgen. Auch der Schritt des Feedbacks kann abschließend digital platziert werden.

Abschließend lässt sich daher sagen, dass eine zukünftige Implementierung von Online-Lernberatung aufgrund der Digitalisierung von Bildung sicherlich angebracht ist, eine ausschließliche Umsetzung macht aufgrund der benannten Aspekte weniger Sinn. Beratung und Coaching sind in erster Linie nur im direkten Austausch effektiv. Lernbegleitung/Lerncoaching braucht Interaktion, Begegnung und ist geprägt von emotionaler Beteiligung.

Literatur

Blank, A. (2021). *Online-Lerncoaching als Instrument der Lernbegleitung.* Pädagogik der Gesundheitsberufe, 7(1), Ausgabe 1-2021, 72–76.

Hardeland, H. (2020). *Lerncoaching und Lernberatung. Lernende in ihrem Lernprozess wirksam begleiten und unterstützen. Ein Buch zur (Weiter-)Entwicklung der theoretischen und praktischen (Lern-)Coachingkompetenz.* 8. unveränd. Aufl. Baltmannsweiler: Schneider Hohengehren.

Hardeland, H. (2022). *Lernen – wie geht das? 40 Lernstrategiekarten zum eigenständigen Lernen.* Weinheim: Beltz.

Hattie, J. (2013). *Lernen sichtbar machen. Überarbeitete deutschsprachige Ausgabe von »Visible Learning«, besorgt von Wolfgang Beywl und Klaus Zierer.* Baltmannsweiler: Schneider Hohengehren.

Liedtke-Schöbel, M., Paradies, L., Wester, F. (2013). *Erfolgreiche Lernberatung.* Berlin: Cornelsen Schulbuchverlage.

Rolff, H.-G. (Hrsg.) (2015). *Handbuch Unterrichtsentwicklung.* Weinheim, Basel: Beltz.

Schubert, B. (2021): *Lernen lehren. Arbeitsbuch für Lehrende in Pflege- und Gesundheitsberufen.* Bern: Hogrefe.

5 Typische Lernherausforderungen in der Lernpraxis

Lernen bedeutet, sich neues Wissen anzueignen, es in die Anwendung zu bringen und somit einen Lernerfolg zu erleben. Wissenserwerb sollte daher immer ein positives Ereignis sein, das Spaß macht, da es dazu beiträgt, ein vorliegendes Problem lösen zu können. Die Realität sieht leider etwas anders aus. Was führt eigentlich dazu, dass wir Urlaub immer mit positiven Emotionen verbinden und Lernen eher mit negativen?

Die Lernherausforderungen in der beruflichen Bildung sind vielschichtig und nicht für alle Lernenden gleich. Einige Herausforderungen wurden in den vorliegenden Kapiteln schon benannt. Hier werden die sieben typischen Lernanliegen detaillierter dargestellt und mit möglichen Lösungsideen erweitert, um sie direkt mit den Lernenden in den unterschiedlichsten Lernkontexten anzugehen.

5.1 Überforderung

In den aktuell vorherrschenden Lernsettings in der beruflichen Bildung wird immer häufiger das Anliegen der Überforderung und Orientierungslosigkeit von Lernenden benannt. Sie können die Gesamtheit der Anforderungen nicht mehr systematisch bewältigen und finden für sich keine alternativen Lösungsmöglichkeiten, da häufig die Anforderungen an die eigene Person unklar sind. Daraus entwickelt sich das subjektive Gefühl, in der gewählten Rolle des Auszubildenden nicht auszureichen und objektiv kann die erforderliche Situation strukturell nicht bewältigt werden.

Die klassische Überforderung ist von diversen vorliegenden Situationen abhängig, in allererster Linie natürlich von der Lernstoffmenge. Klar strukturierter Lerninhalt kann vom Lernenden einfach organisiert werden. Handelt es sich allerdings um Lerninhalte, die nach weniger bekannten Vorgaben prüfungsrelevant gelernt werden müssen, kommt der Lernende schnell an seine Grenzen. Die Lerngewohnheit kommt aus der Fächerstruktur der zurückliegenden Schulform. In der aktuellen beruflichen Bildung ist die gesetzliche Vorgabe nicht mehr das klassische Fach, sondern das Lernfeld, Lernsituationen, Handlungssituationen, curriculare Einheiten und Kompetenzen, die alle in gebündelter Form in den unterschiedlichsten Prüfungssettings eine Relevanz aufweisen, die viele Lernende überhaupt nicht durchdrungen haben. Dieser Aspekt führt zu einer hohen Unsicherheit und schürt Unwissen, was wiederum emotional Angst verursacht und viel schneller zu einer Überforderung führt. Im Lernkontext sollte immer ein guter Lernflow zwischen Über- und Unterforderung angestrebt werden. Die Lernmotivation soll auf einem gleichbleibenden Niveau gehalten werden, während die Bearbeitung des Lerngegenstandes auch nicht langweilig werden darf.

5.1.1 Problem

Das klassische Problem der Überforderung liegt häufig in der individuellen Interpretationstiefe der Lernanlässe. Sind Lernende durch ihre Lernbiographie entsprechend sozialisiert, mit Herausforderungen und einer erhöhten Stoffmenge umzugehen, werden sie auch einfacher durch die diversen Prüfungsformate der Ausbildung kommen. Im anderen Fall steht viel mehr im Fokus, dass der objektive Lernanlass subjektiv als unüberwindbar empfunden wird. Hier gilt es schnellstmöglich Abhilfe zu leisten, da sonst Lernende in eine Abwärtsspirale geraten können. Die nötige Leistung kann nicht erbracht werden, es folgen schlechte Bewertungen in den unterschiedlichen Lernorten, Lernende fühlen sich abgewertet und als ungenügend für das Berufsfeld und brechen im schlimmsten Fall die Ausbildung ab. Sie können häufig gerade zu Beginn der Ausbildung gar nicht formulieren, was genau zu einer Überforderung führt, da das emotionsbehaftete Erleben im Vordergrund steht. Sie sind in ihrer bisherigen Lernkarriere immer zufrieden gewesen und erfahren plötzlich eine Defizität, mit der sie nicht umgehen können. Sie begeben sich auf die Suche nach der Ursache dafür und kommen zu der für sie logischen Erkenntnis, dass es an ihnen selbst liegt.

> **Merke**
>
> Eine Überforderung äußert sich durch eine Angst vorm Versagen, Hilflosigkeit und Stresssymptomatik. Die Lernenden können sich gar nicht in eine reflektorische Metaperspektive begeben und von oben auf ihren Lernkontext schauen.

Leider werden auch mögliche Ressourcen wenig erkannt, geschweige denn genutzt. Ein Auswendiglernen von Wissen, was bis jetzt immer ausgereicht hat, verdeutlicht die Schwierigkeit, Wissen vernetzt anzuwenden und ein sicheres Terrain zu verlassen. Oft deuten Lernende das Problem bei Überforderung auch als Faulheit, dabei ist es eher ein Aufschieben, da sie nicht wissen, wie sie den Lerngegenstand bewältigen sollen.

Die vorherrschende Lernlandschaft in der beruflichen Bildung bezieht sich schon lange nicht mehr auf einen Lernkontext. Lernende müssen in unterschiedlichen Bereichen Leistungen erbringen. Hinzu kommt die Auseinandersetzung mit dem neuen Berufsfeld, das Verlassen von sicheren

Lernmethoden, die Konfrontation mit neuen Prüfungsvorgaben und die digitalen Lernmöglichkeiten, die oft noch weitere Herausforderungen projizieren.

> **Merke**
>
> Die Mutmaßung, dass die junge Generation weniger belastbar und somit schneller überfordert ist, kann nicht belegt werden. Deutlich wird allerdings, dass sich bis jetzt keine andere Generation mit so unterschiedlichen Lernherausforderungen konfrontiert gesehen hat. Eine Unterstützung ist selten gegeben und findet im Lernalltag viel zu wenig statt. Die benannten Probleme bleiben leider beim Lernenden.

5.1.2 Typische Anliegen

Lernende fühlen sich häufig durch die Masse des Lernstoffs überfordert, wobei hier das subjektive Empfinden im Vordergrund steht. Das Empfinden von »viel« wird subjektiv geprägt und individuell wahrgenommen. Jeder Lernende interpretiert die Stoffmenge unterschiedlich und am deutlichsten wird die Interpretation zwischen Lehrerfahrenen und Lernenden. Lehrerfahrene stufen die Stoffmenge häufig als bewältigbar ein, während Lernende eher eine Überforderung spüren. Das liegt zum einen an den unterschiedlichen Erfahrungsebenen und zum anderen aber auch an der Interpretationstiefe, welche Art von Wissen für die zu lernende Situation essentiell ist. Erfahrene Personen bieten häufig mehr Lernstoff an als zur Erfassung des Lerngegenstandes nötig wäre. Eine klare Eingrenzung wird selten vorgenommen, sicherheitshalber wird noch alternativer Lernstoff angeboten. Das wiederum führt beim Lernenden zu einem Überangebot an Lernstoff, da die wenigsten Lernenden in der Lage sind, die hohe Masse an Inhalten zu priorisieren. Sie gehen davon aus, dass alles, was ihnen im Lernkontext angeboten wird, gleich stark wichtig ist. Dazu kommt oft die Befürchtung, durch das Weglassen von Lerninhalten das Prüfungsergebnis nicht zu erreichen bzw. defizitär zu lernen.

> **Merke**
>
> Eine selbstverantwortliche Priorisierung von Lernstoff haben nur wenige Lernende in ihrer Lernbiographie gelernt oder trauen sich das selbst zu. Eine Eigenverantwortung ist gering ausgeprägt, da dieses Prinzip in den wenigsten Lernsettings umgesetzt und gelebt wird. Lernende sind es einfach nicht gewohnt, eigenverantwortlich mit ihrem Lernergebnis umzugehen.

Überforderung verstärkt sich auch durch eine wenig vorhandene Lernstruktur. Lernende sind es nicht gewohnt, mit einer erhöhten Stoffmenge umzugehen und diese in kleine Lernsequenzen einzuteilen. Sie wissen häufig gar nicht, wie sie zeitlich und methodisch ihr Lernen organisieren können. Sie kennen in der Regel nur ein strukturelles Vorgehen und sind weit davon entfernt, ihr Lernen zu ritualisieren. Wann ist ihre optimale Lernzeit, wie viel Lernstoff schaffen sie realistisch in welcher Zeit, wie gut ist ihre Lernkonzentration, welche Ressourcen haben sie zum Lernen und vieles mehr. Oft wird davon ausgegangen, wenn viel Zeit (am Stück) in die Prüfungsvorbereitung investiert wurde, dass dann auch das Ergebnis entsprechend gut ist. Kommt es jedoch nicht zum gewünschten Ergebnis, ist die Enttäuschung sehr groß und das Resultat auch nicht erklärbar. Es sei auch noch mal erwähnt, dass viele Lerngegenstände nicht ausschließlich mit Fachwissen zu erreichen sind. In den aktuellen Prüfungssettings kommt es immer mehr zu einer Verbindung von diversen Anforderungen.

Unbekannte Prüfungsformate lösen auch eine Überforderung aus. Lernende kennen in erster Linie die klassischen Klausuren mit den entsprechenden Fachfragen. Gerade in der Pflegeausbildung ist das Prüfungsspektrum sehr unterschiedlich und verursacht schnell eine Überforderung, wenn Lernende plötzlich eine benotete Gruppenanleitung im Praxisfeld oder ein handlungsbezogenes Prüfungsgespräch im Theoriefeld absolvieren müssen. Auch hier sind es eher die emotionalen Aspekte, die zu einer Verunsicherung und somit zu einer gefühlten Überforderung führen. Lernende sind geprägt durch gestellte Anforderungen an sie und unbekannte Prüfungsformate verstärken diese Gefühle stark. Dieses Phänomen erhöht noch die Versagensangst in den unbekannten Prüfungen. Die »Nichtbewältigbarkeit« formiert sich mit dem »Nicht-Schaffen-Können« und beides zusammen ergibt eine ungute, emotionale Überlagerung.

Überforderung resultiert häufig auch aus hohem Erwartungsdruck, der zum einen aus der Umwelt kommen und zum anderen von einem selbst empfunden werden kann. In der Regel entsteht ein erhöhter Erwartungsdruck unbewusst und wird gar nicht real wahrgenommen. Es stellt sich ein erhöhtes Stressempfinden ein und führt zu den ersten Lernblockaden. Lernende wenden den Blick von sich ab und können ihr Lernen nicht mehr realistisch einschätzen. Orientierung an unrealen Maßstäben werden deutlich und können nur schwer oder gar nicht erfüllt werden. Man zwängt sich selbst zu erreichende Ziele auf, von denen man überzeugt ist, diese zu erreichen. Es kommt zu einem »ich muss« und nicht mehr zu einem »ich kann«. Es entsteht Frust und ein immer größeres negatives Gefühl. Gedankenkonstrukte entstehen, wie »Ich bin unfähig«, »Mir gelingt überhaupt nichts«, »Nur ich bin schlecht« und so weiter. Die Gefahr, dass sich diese negativen Headlines einprägen und das Lernen maßgeblich beeinflussen, ist sehr groß. Die Frage nach den eigenen Bedürfnissen und Zielen gelangt völlig in den Hintergrund und wird mehr und mehr von dem Erwartungsdruck überlagert. Die Abwärtsspirale bewegt sich immer tiefer und schneller und erhöht den empfundenen Stress. Die beginnende Frustration führt zu einer anhaltenden Niedergeschlagenheit, die im Extremfall zu einem Totalausfall führen kann. Hier geht dann nichts mehr. Lernende sind dann komplett handlungsunfähig und sehen auch keine

Lösung mehr für sich, aus dieser Spirale heraus zu kommen. In vielen Beratungssituationen wird deutlich, dass der Erwartungsdruck aus dem Inneren des Lernenden selbst entsteht. Der Auslöser ist oft eine unrealistische Einschätzung des eigenen Lernens, eine utopische Wunschvorstellung oder eine irreale Orientierung an einem unklaren Vorbild. Schnell ist der Lernende im »Hamsterrad« des Lernens, aus dem er selbst häufig nicht eigenständig herauskommt.

Oft tragen auch andere Lebensmomente dazu bei, dass Lernende sich schnell überfordert fühlen. Sie treten aus ihrer gewohnten sozialen Umgebung heraus und werden das erste Mal in ihrem Leben selbstständig und übernehmen für sich Verantwortung. Die junge Generation ist es eher gewohnt, dass die Eltern noch viele Verpflichtungen für sie übernehmen und regeln. Plötzlich kommen sie in einer selbstregulierbaren Lebenswelt an, in der viele verschiedene Aspekte auf sie einprasseln: eine neue Lernsituation, das Berufsleben, neue Freunde, die erste eigene Wohnung, ein neues Lebensumfeld und vieles mehr. Sie gehen in vielen Fällen etwas unvorbereitet in diesen neuen Lebensabschnitt über und können sich nicht gleich mit allen Neuerungen auseinandersetzen. Ihnen fehlt ihr gewohntes, sicherheitsgebendes Umfeld, das auch immer dafür gesorgt hat, dass sie sich frei und auf sich bezogen entwickeln konnten. Die Bearbeitung realer Lebensprobleme wurde häufig von Eltern übernommen, geregelt und von ihren Kindern ferngehalten. Somit konnte auch gar keine Auseinandersetzung und Konfrontation mit diesen Lebensaspekten passieren.

Zu erwähnen sei an dieser Stelle auch noch die geringere Stabilität der jungen Generation. Es kommt viel häufiger zu gesundheitlichen Einschränkungen auf physischer und psychischer Ebene. Gerade im belastenden Pflegeberuf wird dieses Phänomen noch mal mehr deutlich. Lernende fühlen sich schnell an ihrer Belastungsgrenze und fallen aus. Es kommt auch immer häufiger zu psychischen Belastungsstörungen, depressiven Verstimmungen und anderen Symptomen, die es den jungen Lernenden unmöglich machen, ihr Lernen effektiv zu gestalten.

Lernende kommen schneller an ihre Belastungsgrenzen, da sie oft gar nicht wissen, wie sie mit Belastungen umgehen sollen. Sie kommen aus einer Lebenssituation, in der ihnen viel durch die Eltern abgenommen wurde. Sie kennen häufig keine wirklichen Belastungen und wissen gar nicht, wie sich diese anfühlen. Bei den ersten Symptomen fehlt eine realistische Einschätzung der Situation und es fehlt an tatsächlichen Bewältigungsstrategien. Eigene Ressourcen werden nicht mehr erkannt oder es liegt eine Unwissenheit für ihr Nutzen vor. Lernende äußern vielfach Überforderungssituationen im Lernkontext, erkennen ihre Lösungsressourcen nicht mehr und gelangen schnell in eine Situation der Unbewältigbarkeit. Lernende kommen mit der Fragestellung ins Lerncoaching, was sie zur Lösung des Problems tun sollen, und fühlen sich selbst nicht mehr in der Lage, die ersten Lösungsschritte anzubahnen. Es fehlt oft an Vertrauen in die eigenen Stärken und an der eigentlichen Handlungsbereitschaft für den ersten Schritt. Es erscheint so schwer, diesen ersten Gang mit den eigenen Kapazitäten selbst zu gehen, da viele Lernende glauben, sie haben kein Können zur Bewältigung.

5.1.3 Lösungsideen

Im Folgenden werden Lösungsmöglichkeiten zu den vorher aufgeführten Problemen erläutert. Es ist hier nicht der Anspruch, ultimative Lösungsmöglichkeiten aufzuzeigen, sondern viel mehr Impulse, Ideen und Möglichkeiten zur Lösungsanbahnung deutlich zu machen.

Als übergeordnete Lösungsidee kann man bei einer Überforderung klar an der *Work-Life-Balance* der Lernenden arbeiten. Diese ist häufig aus dem Gleichgewicht geraten bzw. wird nicht deutlich von den Lernenden definiert. Es geht ganz klar um die Ausgewogenheit zwischen der Lernkapazität und dem sozial-privaten Bereich. Es wird häufig von einem ausgewogenen Verhältnis zwischen vier Bereichen der Work-Life-Balance gesprochen. Dazu gehören das berufliche Feld, die sozialen Kontakte, die Gesundheit und die Sinnhaftigkeit. Die Überforderung im Lernen wird dem beruflichen Feld zugeordnet. Hier wird ein erhöhter Anspruch definiert, der die anderen Bereiche reduziert, was zu einem klaren Ungleichgewicht führt. Dies sorgt für psychische und physische Belastungssymptome wie Überforderungsgefühle, Schlaflosigkeit, Energielosigkeit, Kopfschmerzen und viele mehr. Die Stärkung aller vier Bereiche ist vor allem im Lernkontext wichtig, um ein gutes Wohlgefühl zu erzeugen. Nur so ist der Lernende mental und körperlich belastbar und kann sich den verschiedenen Herausforderungen stellen und sie entsprechend meistern. Gerade durch die Schnelllebigkeit und Komplexität von Lernkontexten wird eine gute Work-Life-Balance immer wichtiger und die junge Generation fordert sie für sich auch immer klarer ein. Hier kann es einfach wichtig sein, mit dem Lernenden die vier Bereiche zu besprechen und eine Zieldefinition für diese Gebiete festzuhalten. Die Frage nach dem »Was brauchst du?« und »Wie kannst du das erreichen?« sollte hier im Vordergrund stehen.

Eine weitere übergeordnete Lösungsidee ist bei Überforderung die Arbeit an den individuellen *Ressourcen* des Lernenden. Ressourcen werden als besondere Wirkkräfte oder sogar als Kompetenzen verstanden, die den Lernenden befähigen, durch bestimmte Kräfte seine gefühlten Defizite selbst anzugehen und zu lösen. Das Problem dabei ist nur, dass die wenigsten Lernenden ihre Ressourcen kennen, geschweige denn für das Erreichen ihres Lernzieles nutzen. Fragt man nach negativen Perspektiven, können Lernende sofort unzählige Defizite, vor allem beim Lernen, aufzählen. Geht es um positive Eigenschaften, muss häufig erst einmal überlegt werden, es dauert meist etwas, bis diese richtig ausgesprochen werden. Oft verbinden Menschen mit guten Eigenschaften immer noch eine gewisse Scham oder genieren sich dafür. Die Lernbiographie ist leider fast immer defizitär geprägt, da über viele Jahre mehr davon gesprochen wurde, was Lernende nicht können, als ihre Ressourcen in den Vordergrund zu stellen. Daher ist es umso wichtiger, die Ressourcen von Lernenden herauszuarbeiten, um ihnen aufzuzeigen, wie sie diese bei einer Überforderung nutzen können. Hier geht es nicht immer um klare Lernressourcen, sondern auch um generelle Stärken, die beispielsweise für ein ausgeglichenes Gefühl genutzt werden können. Auch hier kann der erste Schritt sein, die Lernenden nach ihren

Ressourcen zu fragen, diese zu visualisieren und sie dann zu fragen, wie sie ihre unterschiedlichen Stärken für ihr Überforderungsanliegen positiv nutzen können. Das Ziel ist es, sie zum Nachdenken über ihre Stärken anzuregen. Darüber entwickeln sie eine positive Zuversicht und stärken ihr Selbstbewusstsein. Der Mittelpunkt wird bewusst auf das Positive gelenkt und führt zu einer Blickwinkelerweiterung. Gerade wenn es im praktischen Lernkontext häufig darum geht, was der Lernende noch nicht kann und diese Situationen ausgiebig und leidend dargestellt werden, bewirkt eine Frage danach, welche praktischen Handlungen schon richtig gut laufen, den benannten Perspektivwechsel. Daran können dann analytisch positive Kompetenzen herausgearbeitet werden, die oft auch für die Lösung der herausfordernden Handlungen genutzt werden können. Ein weiterer großer Vorteil ist, dass der Lernende nicht nur seine positiven Kompetenzen aufgezeigt bekommt, sondern auch selbst festlegt, wie er diese bei einer Überforderung einsetzen kann.

Bei einer erhöhten Lernstoffmenge steht logischerweise die *Reduzierung* dieser im Fokus. Die Frage ist hier, wie man das hinbekommt. Wie bereits beschrieben, übernimmt der Lernende für die Selektion seines Lernstoffes die Verantwortung. Diese ist zum einen von der Stoffmenge, aber auch von der zur Verfügung stehenden Zeit abhängig. Je mehr Zeit zum Lernen bleibt, desto mehr Lernstoff kann auch verarbeitet werden. Wichtig hierbei ist die Konzentration auf die zentralen Lerninhalte. Dazu ist es sinnvoll, einen Überblick über die relevanten Lerninhalte zu haben, um im nächsten Schritt eine Priorisierung vorzunehmen. Welcher Stoff ist am wichtigsten oder wird logischerweise in der Prüfung behandelt? Wo hat der Lehrende in der Theorie oder Praxis den Schwerpunkt gelegt? Welcher Lernstoff wurde ausführlich besprochen? Aber auch die Frage »Welchen Lerninhalt kann ich schon richtig gut?« sollte Berücksichtigung finden. Auch eine Einteilung in Oberflächenwissen, was zum Bestehen der Prüfung ausreichend ist, und in Tiefenwissen, was richtig gut verstanden wurde und qualitativ erfasst werden kann, sollte vorgenommen werden. Das exemplarische Lernen gewinnt vor allem in der pflegeberuflichen Bildung immer mehr an Bedeutung. Nicht nur weil es eine gesetzliche Vorgabe ist, sondern auch, weil der Lernende sich mit dem Wissenskern auseinandersetzt und dadurch typische Beispiele und Muster erkennt, die er auf ähnliche Situationen übertragen kann. Lerninhalte sollen in Beziehung gestellt, verknüpft und Assoziationsketten gebildet werden. So kann die Stoffmasse bewältigbar werden.

Eine Möglichkeit zur Verbesserung der Lernstruktur wäre ihre *(Weiter-) Entwicklung*. Daher wäre der erste Schritt, diese überhaupt darzustellen. Nach welcher Struktur bereiten sich Lernende vor und welche Anteile aus diesem Vorgehen sind auch schon gut und können belassen werden? Die Entwicklung einer Struktur bedeutet einen Ablauf zu entwickeln, der für alle Lernsettings genutzt und übertragbar, aber auch wandelbar ist. Klar ist, dass Lernende für unterschiedliche Lernsettings andere methodische Vorgehensweisen brauchen, die grobe Orientierung aber immer gleich sein kann. Bei der Konzeption geht es vielmehr darum, die optimale Tageszeit, Zeitumfang, Örtlichkeit, Material und Methoden festzulegen. Sozusagen eine Orientierung zu schaffen, wie Lernende in ihrer individuell festgelegten Lernzeit genau vorgehen wollen. Diese Orientierung schafft eine Sicherheit und ist zeiteffizient, da nicht jedes Mal von neuem überlegt werden muss, wie, was und womit gelernt wird. Es geht also um den äußeren Rahmen, der auch die nötige Lernmotivation und -konzentration bedingt. Hierbei spielen auch Lernrituale eine wichtige Rolle, z. B.:

- der gleiche Lernplatz, der eine positive Atmosphäre vermittelt, an dem sich der Lernende wohlfühlt und alle Materialen zum Lernen vorliegen
- Die Lernzeit startet immer mit dem gleichen Getränk, was nur zum Lernen getrunken wird.
- Es gibt immer den gleichen Lernsong, der gute Laune vermittelt und vielleicht sogar mit heimlichen Tanzmoves verbunden wird.
- eine Yoga-Entspannungsübung zur Konzentration, um sich lernbereit zu machen

Diese möglichen Rituale sollen positiv auf das Lernen einstimmen und Lust auf den nächsten Schritt machen. Auch das Lernen an sich kann mit einem gewissen methodischen Ablauf ritualisiert werden. Das Lernen beginnt immer mit einer fünfminütigen Wiederholungssequenz. Es können sich selbst Fragen gestellt, ein Brainstorming zum Wissensbestand durchgeführt oder eine kleine Mindmap zum Thema erstellt werden. Bedeutsam kann auch der Abschluss einer Lernphase sein. Durch eine Belohnung, die nicht immer materiell sein muss, kann ein positiver Abschluss geschaffen werden. Der Lernprozess läuft immer individuell anders und eine Strukturvorgabe verschafft dem Lernenden die Orientierung, sich klarer mit dem Lerngegenstand zu beschäftigen.

Aus Angst zu versagen entsteht die nächste Überforderung und Orientierungslosigkeit. Auch hier steht ein strukturelles Vorgehen im Vordergrund. Allerdings ist hier mehr die Frage, was die Ursache des Versagens im Lernkontext ist und wie gegengesteuert werden kann. Häufig bewirken unbekannte Prüfungsformate eine Überforderung und verstärken das Versagen. Lernende sehen sich mit der großen Unwissenheit zu den bevorstehenden Prüfungen konfrontiert. Vor allem bei Abschlussprüfungen kommt dieses Phänomen zum Tragen. Auch wenn Abläufe im Unterricht vorgestellt wurden, haben Lernende dieses Format noch nicht durchlebt. Schnell bilden sich gedankliche Szenarien, die bedingen, dass der komplette Lernstoff gelernt werden muss, um unumgänglich auf jede Frage antworten zu können. Das verstärkt wiederum die Überforderung und Orientierungslosigkeit. Hier gilt es, die *Prüfungsformate rational darzulegen*. Lernende haben zum Beispiel vor Abschlussprüfungen schon viele Klausuren geschrieben und kennen den Ablauf dazu. Es kann hier sinnvoll sein, die vielen gleichen Bedingungen darzustellen und auf die wenigen unbekannten Aspekte einzugehen. Was können Lernende mit diesen anderen Faktoren tun? Es geht darum, sich etwas Klarheit zu verschaffen, indem von anderen Lernenden Vorinformationen eingeholt werden, mit Lehrenden aus Theorie und Praxis noch mal ins Gespräch gegangen wird, um Verunsicherungen auszuräumen, etc. Auch hier geht es darum, aus einer gewissen Orientierungslosigkeit eine Perspektive zu schaffen.

Eine Lösungsidee gegen zu hohe Erwartungen an die eigene Person kann eine klare *Zieldefinition* sein. Auch hier ist die Fragestellung nach »Was sind meine Erwartungen an mich selbst?« und »Was will ich überhaupt erreichen?« zielführend. Lernende setzen sich dabei mit ihrer Erwartungshaltung auseinander und fragen sich selbst, was sie wollen, und nicht, was eventuelle Vorgaben sind oder was ihr soziales Umfeld von ihnen erwartet. Es lässt eine zielfokussierte Auseinandersetzung zu, die Lernende bewegt, sich mit sich und ihrem eigentlichen Blickwinkel zu befassen. Erwartungen resultieren zu einem großen Teil aus Außeneinwirkung und um hier eine Lösungsmöglichkeit aufzuzeigen, sollte erst einmal die Auseinandersetzung bei sich selbst starten. Das ist schon der erste Schritt, um einen Break im Alltagslernstress durchzuführen. Hier geht es um die Bewusstwerdung der aktuellen Lernsituation, die Betrachtung des Stresslevels (ist dieser wirklich so stark ausgeprägt?) und um das absichtliche Innehalten. Auch die Fragestellung nach dem »Was kann ich in der aktuellen Situation leisten?« kann unterstützen, eine Klarheit bei Überforderung zu erreichen. Arbeitspakete zu strukturieren, kann sinnvoll sein, die Frage ist, ob sie im Rahmen der Überforderung ratsam sind. Gewisse »To-dos« können helfen, einen Überblick zu geben. Lernende sollten den Arbeitspaketen eine positive Einstellung schenken und sie nach einem positiven Motto sortieren, z. B.: »Ich mache mich zum Superbrain!« Auch das bewirkt schon die Stimmungsaufhellung. Mit einer positiven Lerneinstellung wird der Lernstoff beschwingter und schneller bearbeitet, sodass mehr Zeit für andere Dinge am Tag bleibt. Eine weitere Möglichkeit kann auch eine »Loblandkarte« sein. Hier sind unterschiedliche Lobe visualisiert, die ein positives Gefühl auslösen und ressourcenorientiert bestärken können.

Bei dem Gefühl, dass das Leben durch viele zusätzliche Aspekte überfordernd ist, tragen die bereits erwähnten Ideen sicherlich auch schon zu einer Lösung bei. Hier sei auch noch mal erwähnt, dass gerade psychische Verstimmungen frühzeitig angegangen werden sollten. Werden diese im Lernkontext vermutet oder sogar erkannt, können sie empathisch beim Lernenden angesprochen und Unterstützungsbedarf signalisiert werden. Eine deutliche Abgrenzung der Bereiche ist hier für beide Seiten essentiell.

> **Merke**
>
> Eine Lernbegleitung kann keine professionelle psychische Beratung ersetzen, der Lernende sollte schnell an andere FachexpertInnen weitergeleitet werden.

Auch bei physischen Problemen wie Kopf- und Magenschmerzen, Schlaflosigkeit etc. kann durch eine Stressminimierung im ersten Schritt interveniert werden. Der häufigste Verursacher für diese Symptome ist ein individuell hochempfundenes Stresslevel, das minimiert werden muss.

Gerade in Prüfungssequenzen stellt sich eine schnelle Überforderung ein, die die benannten Probleme manifestieren lässt. Das wiederum führt zu kurzfristigen Ausfällen, die erschwert kompensiert werden können. Gerade, wenn Lernende nicht die Selbsterkenntnis besitzen, ihre Probleme zu erfassen, ist es sinnvoll, ihnen eine vertrauensvolle Umgebung zu verschaffen, in der sie bereit für den Perspektivwechsel sind. Es ist gerade für Lernende herausfordernd, Lerndefizite anzunehmen und zu erkennen, dass sie in der aktuellen Situation nicht voll leistungsfähig sind. Es braucht hier eine gute Atmosphäre, die »richtige« Situation und ein einfühlsames Vorgehen. Erkennen Lernende für sich dann aber ihre Situation, sind sie bereit, sich auf den ersten Veränderungsschritt einzulassen.

Die meisten Lernenden starten unbefleckt in diese neue Lernwelt und fühlen sich durch die neuen Anforderungen schnell in einer Überforderungsschleife, aus der sie selbst nicht unmittelbar herauskommen. Sie erkennen ihre eigenen Lösungskapazitäten nicht und hier gilt es anzuknüpfen. Ressourcenarbeit kann somit auch der Schlüssel sein:

- »Was waren bisher gute Lernerfahrungen?«
- »Wie hast du diese gemeistert?«
- »Was war dein größter Erfolg?«
- »Wie hast du diesen Erfolg erreicht?«

Dadurch wird der Fokus auf die positiven lernbiographischen Ziele gerichtet und zum einen verdeutlicht, was der Lernende bis jetzt Positives geschafft hat, und zum anderen in die erfolgreichen, biographischen Emotionssituationen eingetaucht. Der Lernende nimmt die guten Gefühle auf, ist bestärkt, dass er schon ganz andere Dinge geschafft hat, und dadurch wird eine Motivation erzeugt, die sich gut auf die aktuelle Überforderungssituation übertragen lässt. Dadurch entsteht häufig ein Gefühl des »Ich schaffe das!« und hieran lässt sich beispielsweise ein erster Schritt anknüpfen.

»Was willst du als Erstes tun, um dein Anliegen anzugehen?« – durch diese Selbstformulierung wird die Umsetzungswahrscheinlichkeit enorm erhöht, dass der Lernende selbst seinen ersten Schritt benannt hat und aus dieser guten Gefühlslage heraus an Selbstvertrauen gewinnt, dieses kleine Ziel auch zu erreichen. Es können sich weitere Zielformulierungen anschließen, die eventuell in einem zweiten Gespräch eruiert werden. Es besteht sonst die Gefahr, dass Lernende schnell wieder in eine Überforderung abdriften, sie viele Ziele für sich festlegen und schnell glauben, sie können diese doch nicht bewältigen.

5.1.4 Umsetzungen

Die Überforderung ist auf der emotionalen Empfindungsebene anzusiedeln. Lernende fühlen sich mit der Masse an Lernstoff überfordert, daher macht es keinen Sinn, sie vom Gegenteil überzeugen zu wollen oder interpretativ tätig zu werden. Aussagen wie »Das ist doch nicht viel Lernstoff« oder »Das ist doch gut zu schaffen« sind sinnlos, da der Lernende sich dadurch nicht ernst genommen und wertgeschätzt fühlt. Es geht klar um eine Bestätigung der Situation und um das Aufzeigen von Bewältigungsmöglichkeiten.

Egal, ob die Überforderung im beruflichen Praxisfeld oder im theoretischen Lernfeld empfunden wird – es kann gezielt interveniert werden. Lassen Sie den Lernenden von seiner Überforderung erzählen, schätzen Sie es wert, nehmen Sie das Anliegen ernst und bahnen Sie die erste Unterstützung an. Diese kann, wie eingangs erwähnt, auf der Ebene der Ressourcenförderung liegen. Spiegeln Sie gute Lernerfahrungen wider und lenken Sie in einem Gespräch die Richtung auf die produktiven Eigenschaften. Verdeutlichen Sie gute Rahmenbedingungen, die Lernende für ihr Lernen selbst schaffen können. Hier geht es vom Lernort bis hin zu den Lernmaterialen – um alles, was ein gutes Gefühl erzeugt.

Überforderung entsteht häufig vor Prüfungen, daher macht es Sinn zu erarbeiten, wie die bevorstehende Prüfung angegangen werden kann: Was kann der Lernende selbst beeinflussen (sein Auftreten, Standing, Kommunikation etc.) und was eben nicht (Klausurfragen, Prüfungszeit, prüfende Person etc.)? Hierzu kann eine Art Masterplan zusammen mit dem Lernenden selbst konstruiert werden, der für die unterschiedlichen Prüfungsarten auch unterschiedlich entwickelt werden darf. Auch die Arbeit an der persönlichen Einstellung ist sinnvoll. Nur wer ein gewisses Selbstbewusstsein zeigt, kann gelassener mit Überforderungen umgehen. Zu guter Letzt ist natürlich die strategische Ausrichtung im Lernen wichtig: zum einen die Festlegung eines individuellen Ziels und zum anderen die Entwicklung der nötigen Lernstrategie. Hier kann man mit dem Lernenden den Lernstoff planen und organisieren. Steht z. B. eine praktische Anleitung an, kann der Lernende für sich die einzelnen Phasen während der Anleitung detailliert vorplanen. Wie möchte er beispielsweise die Phase der Informationsweitergabe/Übergabe gestalten, wie viel Zeit plant er dafür ein, welche Inhalte sind für die Weitergabe wichtig usw. Dieses Vorgehen verschafft dem Lernenden eine Orientierung und gibt ihm Sicherheit für die bevorstehende Prüfung. Dadurch werden das Wissen und die einzelnen Handlungsphasen eingeteilt und strukturiert, das verschafft Klarheit im Rahmen einer Überforderung.

5.1.5 Dranbleiben

Das Herausfordernde bei der Umsetzung der Lösungsideen ist bekanntlich das Durchhalten. Es braucht immer einen Motivationsschub, um sich den typischen Lernschwankungen zu stellen. Wie bereits erwähnt, steht bei dem Gefühl der Überforderung die Fokussierung auf den Lerngegenstand im Mittelpunkt. Durch Planung, Organisation und Struktur kann das erleichtert werden. Lernende können nur dranbleiben, wenn sie eine gewisse Routine und Beständigkeit für ihr Lernen schaffen. Diese Stabilität fördert alle nötigen Fähigkeiten, an etwas dranzubleiben, auch wenn die Ablenkungen einen zu großen Raum einnehmen.

Bei der Überforderung geht es häufig um eine sofortige negative emotionale Erfahrung im Sinne von »Ich schaffe das jetzt nicht«. Hier gilt es, dieses innere Motto zu durchbrechen bzw. sich für diese Situation ein positives Ausgleichsmotto zu kreieren. Die Perspektive auf das gute Gefühl zu lenken, welches entsteht, wenn etwas geschafft ist, bedingt eine Dran-bleib-Motivation. Dieses Gefühl auszumalen, zu verstärken, kreativ darzulegen oder sogar mit Belohnungen zu arbeiten führt dazu, sich wieder aufzuraffen und am Ball zu bleiben. Hier steckt auch drin, die emotionale Lernsituation reflektieren zu können. Das bedeutet nicht, viele Stunden am Stück zu lernen und dadurch einen Konzentrations- und Motivationsverlust zu erleben, sondern vielmehr zu lernen, wie ich mich richtig ausruhen kann, um dann wieder lernbereit zu sein und nicht einfach aufzugeben.

Dabei kann eine klare Zieldefinition eine Perspektive verschaffen. Das kann ein Fernziel sein, in dem der Lernende seine Zukunftsausrichtung kreativ beschreibt, oder kleinere Nahziele, um das nächste Level zu erreichen. Auch die Klarheit über die eigenen Ressourcen ist beim Dranbleiben wichtig. Hier geht es um die Stärkung von Zuversicht und Vertrauen in die eigenen Verhaltensweisen im Sinne von: »Wenn ich effektiv lerne, werde ich auch besser!« Manchmal können auch Erinnerungshilfen dafür sorgen, dass das Lernen weitergeführt wird. Lerngruppen sorgen für eine Verbindlichkeit im Lernkontext. Visuelle Erinnerungshilfen, die im Zimmer platziert werden, bewirken ein Bewusstwerden und auch nahestehende Personen können als Erinnerungshilfe instruiert werden. In allem strategischen Planen und Organisieren steckt auch immer eine gute Portion Gelassenheit. Gelingt ein struktureller Aspekt mal nicht, wird vernachlässigt oder sogar vergessen, muss man als Lernender nicht sofort ausflippen, sondern sich der Situation bewusst werden und einfach mit einer gewissen Portion Gelassenheit reagieren.

5.2 Prüfungsaufregung

Prüfungen gelten als besondere Herausforderungen. Sie bilden häufig den Abschluss von Lernsituationen oder sogar von der ganzen Ausbildung. Es werden Lerninhalte zusammengefasst, die mittels einer Prüfungsmethode überprüft werden. Prüfen heißt also eine Leistung zu demonstrieren, die von Lehrenden in der Regel einer Bewertung unterzogen wird. Es geht daher um viel mehr als um das Überprüfen, es geht auch um das Bewerten, was negativ und positiv erfolgen kann. Beides ist eng mit dem emotionalen Erleben verbunden und vor allem negative Prüfungserfahrungen sorgen für eine Verstärkung der Aufregung. Die Auswirkungen dieses emotionalen Erlebens übertragen sich global auf alle Lernsettings und werden von Lernenden schnell als Prüfungsangst oder Blackout bezeichnet. Zu dieser emotionalen Versagensempfindung schließt sich eine gewisse Demotivation an, die sich nicht nur auf das eigentliche Prüfungssetting überträgt, sondern sich durch ein erhöhtes Stresserleben in der Vorbereitungsphase auf die eigentliche Prüfung auswirkt. Das eigentliche Lernen löst schon weit vor der Prüfung Versagensängste und körperliche Stressbeschwerden aus, sodass oft kurzfristige Entlastungen durch Verdrängung und »Nichtlernen« ergriffen werden. Negative Lernerlebnisse verankern meist dauerhaft in der Erfahrungswelt von Lernenden und übertragen sich somit auf neue Lernanlässe.

5.2.1 Problem

Ein gewisses Aufregungspotential vor Prüfungen ist normal und nützlich. Der Lernende kann sich unter hormoneller Ausschüttung auf den Prüfungsgegenstand fokussieren und die Konzentration ist hundertprozentig auf den Kontext ausgerichtet. Ablenkende Gedanken geraten in den Hintergrund und werden in der Situation weniger priorisiert. Wird diese Aufregung allerdings von negativen, biographischen Lernemotionen verstärkt, können sie schnell zu einer bedrohlich empfundenen Situation führen. Allein durch dieses Gedankenkonstrukt wird eine Prüfungsaufregung ausgelöst und individuell verstärkt. Betrachtet man diese Situation unter systematischen, psychologischen Perspektiven, lässt es sich mit unterschiedlichen Aspekten beschreiben.

Die Ebene der Vorstellung hat den wohl größten Einfluss auf die Auswirkung des Erlebens. Gedanken und Bewertungen der zurückliegenden Erfahrungen verstärken neue Prüfungssituationen in ihrem Empfinden. Dies wird von der zu prüfenden Person verbalisiert und die Dimension von Angst wird wörtlich ausgedrückt, was allerdings keine Aussage über das tatsächliche Prüfungsempfinden ist. Zeitgleich finden physiologische Prozesse statt, die über das vegetative Nervensystem ablaufen und Symptome wie Herzschlag, Atmung, Blutdruck etc. verstärken. Diese Symptome beeinflussen das Verhalten der zu prüfenden Person, was im schlimmsten Fall zu emotionalen Ausbrüchen oder sogar Flucht führen kann.

Die entscheidende Einwirkung auf das Angsterleben von Menschen in Prüfungssituationen sind die Gedankenkonstrukte und Bewertungen der Person selbst. Diese treten in Form von inneren Aussagen und Glaubenssätzen auf, wie z. B. »Ich war schon immer nicht gut genug« oder »Ich schaffe das mal wieder nicht«. Diese Situationen nehmen Einfluss auf das Selbstbild, das man von sich entwickelt hat und unbedingt erhalten und positiv ausbauen möchte. Das »Ich« steht auf dem Prüfstand und ein mögliches Scheitern trifft dieses »Ich« besonders hart. Der zentrale Kern der Prüfungsaufregung ist oft die Angst vor der Verletzlichkeit des eigenen Selbstwertes. Mit einem möglichen Versagen in Prüfungssituationen droht ein Rückschlag in der eigenen Identitätsbildung. Das bis jetzt erreichte Leistungsbild von einem selbst wird durch eine mögliche schlechte Bewertung abgewertet. Prüfungsaufregung geht zu einem Großteil von den eigenen psychischen Beurteilungen aus und ist eine Bedrohung für das eigene Selbstbild. Natürlich ist ein Prüfungserleben auch noch von Umgebungsfaktoren wie die prüfende Person, räumliche Umgebung, soziales Umfeld, Mitprüfende etc. abhängig. Auch diese unterschiedlichen Begleitfaktoren wirken sich auf das individuelle psychische Konstrukt der zu bewertenden Situation aus.

5.2.2 Typische Anliegen

Die Aufregung vor Prüfungen wird häufig in Lernberatungssettings von Lernenden verbalisiert. Die häufigsten Situationen beschreiben Angstszenarien bis hin zum Blackout, die in ihrer Ausführlichkeit detailliert beschrieben werden können. Bei einem genaueren analytischen Blick auf die erlebte Situation kann diese häufig schon positiv interpretiert werden, da es sich in den meisten Situationen mehr um Aufregungsszenarien handelt als um klassische Blackoutsituationen. Diese Rückmeldung nehmen Lernende erst einmal sehr beruhigend auf. Es wird als Entlastung empfunden, im Sinne von »So schlimm ist es ja dann doch nicht«. Im Folgenden werden typische Anliegen im Rahmen von Prüfungsaufregung dargestellt.

Wie bereits beschrieben, entsteht Prüfungsaufregung auf Basis erlebter Situationen, die meist negativ in Form von Gedankenkonstrukten verstärkt werden. Lernende berichten von Prüfungssituationen, die sie in ihrem Erleben negativ verstärken und ausbauen. Das Problem ist dabei oft, dass die Realität mit den gemachten, individuellen Emotionen überlagert wird und so »Schreckensszenarien« konstruiert werden, die nicht unmittelbar mit der erlebten Realität übereinstimmen. Hinzu kommt, dass das subjektive Empfinden diese erlebten Situationen individualisieren. Das heißt, wenn eine außenstehende Person das Szenario verbal abmildert, weil diese ein anderes Empfinden hat, kommt es unmittelbar zu Unverständnis. Diese emotionalen Konstrukte führen dazu, dass sich negative Erlebnisse von Prüfungen fest kognitiv verankern und mit weiteren negativen Erlebnissen immer »tiefer« neu negativ geformt werden. Diese eigene Bewertung führt zu klassischen Versagensängsten, in denen Lernende oft äußern, dass sie bestimmte Prüfungssituationen nicht schaffen können und ihr Selbstwert dafür sehr schwach ausgeprägt ist. Sie können keine Ressourcen in sich erkennen, die ihnen bei der Bewältigung der bevorstehenden Prüfungssituation hilft. Daraus entsteht auch ein schambehaftetes Gefühl, da sie schon davon ausgehen, dass sie ein negatives Ergebnis erbringen werden und somit eine schlechte Bewertung aushalten müssen. In vielen Lernbegleitungen kommt es gar nicht zu einem klassischen Aussprechen dieser Anliegen, da sich Lernende schon für ein schlechtes Leistungsbild schämen und den Grund dafür erst einmal in anderen Situationen suchen. Diese Spirale aus Schreckensszenario über Versagensängste und geringem Selbstwert hin zu schamhaftem Empfinden zu durchbrechen, ist in ihrer Lösung herausfordernd, aber schaffbar.

Ein weiteres typisches Anliegen im Lerncoaching ist der Prüfungsdruck. Lernende äußern häufig einen hohen Druck, den bevorstehende Prüfungen verursachen oder den sie sich selbst durch eine bestimmte Zielsetzung der Prüfung machen. Eine Kombination aus Aufregung und Druckempfinden vor der Prüfung führt unweigerlich zu erhöhtem Stressempfinden und bedeutet ein gestörtes Einlassen auf das Prüfungsgeschehen. Es geht häufig um Anforderungen an Prüfungsergebnisse, die wenig realistisch festgelegt werden bzw. nicht auf den Prüfungskontext bezogen formuliert sind. Druck wird auch von außen verstärkt. Gemeint ist hier das soziale Umfeld, wie z. B. Eltern, die entsprechende Voraussetzungen formulieren und ihre Kinder unbewusst unter Druck setzen. Hierzu zählt aber auch eine globale, positive Zuwendung, ohne die eigentlichen Prüfungsgegebenheiten zu kennen. Wenn Eltern im positiven Sinne signalisieren, dass ihre Kinder die Prüfungen schon schaffen werden, ohne überhaupt genau zu wissen, was die Voraussetzungen sind, signalisiert das keine Unterstützung, sondern vielmehr Gleichgültigkeit.

Lernende benennen den Blackout häufig als vorliegendes Versagensmuster in unterschiedlichen Prüfungssettings. Es kommt zum Totalausfall, Wissen ist nicht mehr abrufbar und kann nicht mehr in einen Sinnzusammenhang gebracht werden. Zusätzlich wird er durch emotionale Geschehnisse wie Weinen, Wut, Aggression etc. verstärkt. Lernende sehen als einzige Möglichkeit den totalen Entzug aus der entstandenen Situation. Sie brechen aus der Situation aus, entweder durch Flucht oder durch emotionale Symptome. In weiteren Prüfungssettings steht die »sich selbst erfüllende Prophezeiung« im Mittelpunkt. Lernende warten förmlich schon auf ein Aussetzen des Wissensabrufs. Sie nutzen dieses Symptom als Rechtfertigung, um die Konsequenz daraus für sich abzumildern und erklärbar zu machen.

Auch ein erhöhter Perfektionismus an Prüfungsergebnissen führt zu einer Prüfungsaufregung. Vor allem, wenn die Zielerreichung unrealistisch formuliert wird, führt das Nichterreichen immer wieder zu einer Enttäuschung. Somit wird der Vorbereitungsaufwand für die nächste Prüfung noch größer und arbeitsintensiver. Der Blick auf die unterschiedlichen Anforderungen geht verloren und es steht nur noch die globale Zielerreichung der sehr guten Note im Mittelpunkt. Das Unterbewusstsein weiß in der Regel, dass das erwartete Ziel nicht erreichbar ist, aber die Erwartung ist eine andere. Nur die Perfektion kann eine kurzfristige Befriedigung der Situation erreichen, alles andere ist nicht zufriedenstellend.

Eine defizitäre Vorbereitung kann auch eine Ursache für Prüfungsaufregung sein. Lernende haben oft nur eine Lernstrategie für alle Lernanlässe und merken häufig nicht, dass sie mit der gleichen Prüfungsvorbereitung nicht immer das gleiche Ziel erreichen. Der eigentliche Lerngegenstand für die Lernphase ist unklar, verursacht erhöhten Stress und beide Faktoren verstärken die Aufregung vor dem bevorstehenden Prüfungssetting. Oft entstehen hier schon innere Glaubenssätze wie »Ich schaff die Prüfung nicht«. Lernende können den Kontext zwischen effizienter Vorbereitung und Prüfungsaufregung nicht immer differenzieren.

5.2.3 Lösungsideen

Auch hier werden wieder Ideen zur Lösungsanbahnung zu den exemplarischen Anliegen aus dem vorherigen Aspekt aufgeführt.

Die erlebten »Schreckensszenarien« sind hochemotional behaftete Erlebnisse, die Lernende real erlebt, emotional verstärkt und in bestimmten Situationen anders konstruiert haben. In der Lernberatung ist es wichtig, diese Vorkommnisse so stehen zu lassen und sie nicht anzuzweifeln. Für den Lernenden hat eine negative Lernerfahrung eine hohe Bedeutsamkeit, daher wird der lösungsorientierte Fokus auf die Situation gelegt und eher gefragt, was braucht der Lernende, um zukünftige Situationen positiver zu gestalten. In wenigen Fällen kann es sicherlich sinnvoll sein, das Problem kurz beschreiben zu lassen, aber eine Problemanalyse ist weniger die Kompetenz des Beraters.

Der erste Unterstützungsschritt kann hier die *Ressourcenaktivierung* sein. Oft sind Lernende so in ihrer negativen Erfahrung gefangen, dass sie gar nicht mehr erkennen, was sie an positiven Leistungen erbringen. Schon allein die Fragestellung nach persönlichen Stärken lässt Lernende über positive Eigenschaften bewusst nachdenken und öffnet den Blick auf positive Kompetenzen. Auch das Aufzeigen von Ressourcen, die auf den ersten Blick nichts mit dem Lernen zu tun haben, können als Metaphern genutzt werden. Als Beispiel kann man ein Hobby, wie z. B. Mannschaftssportarten mit ihren guten Kompetenzen, optimal auf eine Lernvorbereitung übertragen. Das strategische Zusammenspiel der unterschiedlichen Kompetenzen kann hier klar dargestellt werden.

> **Tipp/Empfehlung**
>
> Es ist immer sinnvoller, den Lernenden selbst diese Ressourcen formulieren zu lassen. Anhand der Fragestellung »Was oder welche Eigenschaften kannst du aus deinem Hobby für deine Lernvorbereitung oder sogar für die eigentliche Prüfung nutzen?« wird dem Lernenden selbst bewusst, welche Ressourcen nutzbar sind.

Dieses Vorgehen nimmt gleichzeitig auch die Stärkung des Selbstwertes auf, die durch eine positive Rückmeldung des Beratenden als Außenperspektive noch unterstützt werden kann. Hier können sich Standübungen zur Körperspannung und -sprache anschließen. Auch Phantasiedarstellungen zum Thema »Wie soll deine nächste Prüfungssituation verlaufen?« können sinnvoll sein. Zu allen aufgeführten Beispielen ist eine Visualisierung der Ergebnisse ratsam – egal ob klassisch auf einem Blatt Papier, digital, auf Metaplankarten oder sogar auf einem Wandplakat. In den Folgetreffen kann immer wieder auf die Ergebnisse Bezug genommen werden und der Lernende selbst kann sich an den vereinbarten Ergebnissen orientieren und kommt somit besser in die Umsetzung.

Eine erwartete Leistung setzt Lernende unter Druck, egal ob die Erwartung von außen oder innen kommt. Ein Impuls zur Lösung ist es, dieses *Druckgefühl zu minimieren*. Viele Lernende stellen sich die Frage nach der Ursache des Lerndrucks und erkennen für sich allerdings nur, dass das Gefühl allgegenwärtig ist. Man kann klar sagen, dass dieses Druckempfinden immer vom Lernenden selbst verstärkt wird und hier gilt es auch anzusetzen. In bestimmten Fällen kann eine optimierte Lernstrategie schon helfen. Lernende spüren durch die neue Strategie einen entsprechenden Erfolg und dieser sorgt dafür, dass der Druck weniger emotional erlebt wird. Es geht somit immer um das psychische Empfinden der eigentlichen Prüfungssituation. Sieht der Lernende für sich selbst eine hohe Relevanz der abzuleistenden Prüfung, ist der Druck davor höher und verstärkt somit auch die Prüfungsaufregung. Dies kann nur dadurch durchbrochen werden, indem man realistisch in die Betrachtungsperspektive der Prüfungssituation mit dem Lernenden einsteigt und einen positiven Fokus auf ein gelungenes Prüfungsgeschehen setzt:

- »Wie fühlt sich ein Bestehen der Prüfung an?«
- »Welche positiven Emotionen willst du mit dem Prüfungsbestehen erreichen?«
- »Was kannst du selbst positiv mit deinen Ressourcen während der Prüfung beeinflussen?«
- usw.

Wird der Druck eher von außen verstärkt und hat sich beim Lernenden selbst noch nicht als tiefsetzende Emotion verhaftet, ist die Lösungsidee, die Auslöser zu meiden oder auch die Situation klar anzusprechen. Manchmal kann es sinnvoll sein, die bevorstehenden Prüfungssituationen transparent darzustellen, um deutlich zu machen, an welche Herausforderungen das Bestehen der Prüfungen gebunden ist.

Ein Blackout meint einen vorübergehenden Gedächtnisverlust, der durch ein erhöhtes Stresslevel verursacht ist. Eine Lösungsidee kann ein *kognitiver Ansatz* sein. Hierbei schildert der Lernende vergangene Situationen, in denen er einen Blackout erlebt hat. Diese emotional behaftete Situation wird in ihre einzelnen Sequenzen zerlegt und es werden rational Argumentationen entwickelt, wodurch das Erlebte entkräftigt wird. Der Lernende berichtet also vom hohen Notendruck einer Prüfung, die unbedingt mit einer sehr guten Leistung abgeschlossen werden muss. Um dieses Gefühl zu entkräften, kann klar abgewogen werden, was die tatsächliche Leistung sein muss (reicht ggf. auch ein »gut« oder »befriedigend«?). Als positiver Verstärker kann der menschliche Wert des Lernenden in den Mittelpunkt gestellt werden, im Sinne, dass der Wert des Lernenden selbst nicht von einer erbrachten Leistung abhängt. Im Zweifelsfall kann die Prüfung wiederholt werden. Selbst wenn diese Möglichkeit nicht gegeben ist, kann gedanklich konstruiert werden, wie es dann weitergehen kann. Hierbei geht es ganz klar um das Aufzeigen und Erschaffen von neuen Perspektiven. Viele Lernende sind nur auf die nötige Leistung und das Bestehen ausgerichtet und sind selbst gar nicht im Stande, ihren Blickwinkel zu verändern. Ein Blackout wird immer als großes Defizit erlebt und verstärkt natürlich die negativen

Emotionen einer bevorstehenden Prüfungssituation. Eine Annahme dieser Situation wird nicht in Erwägung gezogen. Dabei kann eine erste Akzeptanz der Angst und der damit verbundenen Begleitsymptome dazu führen, neue Lösungen anzudenken und auch mutig genug zu sein, diese anzuwenden. Auch hier steht dem Lernenden das eigentliche psychologische Konstrukt im Weg, welches es gilt, aus einer anderen Perspektive zu betrachten.

Perfektionismus ist häufig an zeitaufwendige Methoden gebunden, da hier ein hohes Selbstbewertungsphänomen mitschwingt. Es zählt nur eine Leistung, und zwar die sehr gute. Die Frage ist hier, ob die Leistungsdefinition realistisch ist. Es ist nicht zu allen Lerngegenständen davon auszugehen, dass mit einer hohen Investition auch ein sehr gutes Ergebnis erreicht wird. Hier kann eine *wirklichkeitsnahe Zielformulierung* helfen. Wie viel Arbeitsaufwand muss der Lernende tatsächlich aufwenden, um ein sehr gutes Ergebnis zu erreichen und von welchen Begleitfaktoren ist das weiterhin abhängig? Jeder Lernstoff ist nicht gleich verständlich, birgt eine unterschiedliche Motivation und gelangt nicht auf den gleichen Wegen ins Langzeitgedächtnis.

Tipp/Empfehlung

Es kann hilfreich sein, dem Lernenden an dieser Stelle das Pareto-Prinzip aufzuzeigen. Es braucht 20 % Lernaufwand, um 80 % des Lerngegenstandes aufzunehmen. Um sich die letzten 20 % des Lerngegenstandes einzuprägen, braucht es allerdings 80 % Lernaufwand. An diesem Prinzip lässt sich das realistische Lernziel des Lernenden festmachen.

Nur Lernende selbst können am effektivsten ihr Lernziel realistisch einschätzen und somit auch klar das Erreichen festlegen. Eine klare Zielformulierung über die zu erbringende Lernleistung hinaus kann hier hilfreich sein.

Bezogen auf eine ungenügende Prüfungsvorbereitung lässt sich eine *effektivere Vorbereitung* entgegnen. Die Frage ist nur, wie diese aussehen muss, um auch den erhöhten Lernstress zu minimieren. Hier kann eine realistische Lernplanung sinnvoll sein. Als Beispiel lassen sich Lernzeiten exemplarisch skizzieren. An welchem Wochentag, zu welcher Zeit, mit welcher Lernzeit und welchem methodischen Vorgehen will der Lernende diese Phase gestalten? Schlagen Sie kürzere Lernphasen vor, die 60 Minuten nicht überschreiten sollten. Wiederholungsphasen sollten kontinuierlich eingeplant werden, um dafür zu sorgen, dass das Wissen auch ins Langzeitgedächtnis gelangt. Es kann auch sinnvoll sein, einen exemplarischen Lernwochenplan zu visualisieren oder eine Langzeitplanung vor einer Zwischen- oder der Abschlussprüfung zu entwickeln. Diese kann beispielsweise mit einer Vorbereitungsphase, in der die entsprechenden Lernmaterialien erstellt werden, beginnen. Diese Phase braucht, je nach Materialerstellung, eine längere Zeitspanne. Es schließt sich die eigentliche Lernphase an, in der mittels der Lernmaterialen der Prüfungsstoff gelernt wird. In dieser Phase finden schon fest eingeplante Wiederholungssequenzen statt. In der Abschlussphase werden Lerninhalte wiederholt und vertieft, was mittels Lerngruppe erfolgen kann. Auch hier sollte die Zeitspanne kurz, aber effektiv sein. In der unmittelbaren Zeit vor der Prüfung darf sich der Lernende entspannen, damit sich das gelernte Wissen setzen kann, um in der bevorstehenden Prüfung unmittelbar abrufbar zu sein.

5.2.4 Umsetzungen

Für eine gelungene Lernatmosphäre muss sich der Lernende zuallererst über seine Prüfungsaufregung im Klaren sein. Sie darf realistisch eingeschätzt werden, nicht als Argumentation für unbefriedigende Leistungen oder als Aufmerksamkeitsaspekt genutzt werden. Es stehen vielmehr die Akzeptanz und die Symptomsensibilisierung im Vordergrund. Ist sich der Lernende über seine individuelle Ausprägung bewusst, kann er an einer Veränderung für sich arbeiten. Das übergeordnete Ziel ist immer, die Zeichen selbst im Griff zu haben, denn ein komplettes Auflösen wird selten erreicht. Hier kann der Lernende selbst bewerten, auf wie viel Prozent er seine Prüfungsaufregung regulieren kann. Selbstentwickelte Entspannungsrituale helfen bei der Umsetzung. Der Lernende sollte sich allerdings bewusst machen, dass ein Ritual immer eine gewisse zeitliche Anwendung benötigt und nicht sofort beim ersten Mal eine hohe Effektivität zeigt. So wie sich die Prüfungsaufregung über einen langen Zeitraum entwickelt und manifestiert hat, solange braucht es teilweise auch, um sie wieder zu regulieren.

Lernende sehen häufig in einer Simulation der bevorstehenden Prüfung eine gute Möglichkeit, ihre Gefühle besser in den Griff zu bekommen. Sie gehen davon aus, dass sie somit die verursachende Situation schon einmal durchlaufen haben. Hier gilt es ihnen deutlich zu machen, dass eine Prüfung nie simulierbar ist. Unser Gehirn lässt sich in diesem Fall nichts vormachen, denn unser Bewusstsein weiß natürlich, dass die Simulation nicht die eigentliche Prüfung ist. Das gilt es dem Lernenden zu verdeutlichen.

Durch Simulationen entstehen häufig die klassischen Annahmen von Prüflingen, dass sie den Stoff doch in der Simulation beherrscht haben. Wichtig ist hier, dass eine Simulation nie einer realen Prüfung entspricht und daher auch immer mit einem anderen emotionalen Wert verbunden ist. Sie bietet allerdings die Möglichkeit, einzelne Prüfungssequenzen einzuüben, um ein routiniertes Gefühl zu erfahren oder um Abläufe zu strukturieren. Ein mündliches Prüfungsformat eignet sich für dieses Vorgehen besonders gut, da hier auch häufig ein hohes Aufregungspotential besteht. Lernende können für sich ein Prüfungsvorgehen erstellen, beispielsweise: Wie wollen sie die Ergebnisse methodisch präsentieren, wie treten sie dem Prüfungsteam gegenüber, was sorgt für Beruhigung während der Prüfung, welche Strategien können während der Prüfung für Entspannung sorgen etc. In vielen Fällen kann es auch sinnvoll sein, den Tag vor der Prüfung schon zu planen, damit Gedankenkonstruktionen über mögliche Eventualitäten ausgeschaltet werden. Ist man geplant beschäftigt, bietet man seiner Phantasie weniger Raum für diese Gedankenspiele. Es kann auch hilfreich sein, die Haltung und das Vorgehen in den unterschiedlichen Prüfungssettings zu üben und anschließend reflektorisch Optimierungen vorzunehmen. Im Rahmen der Umsetzung zur Verringerung der Prüfungsaufregung können die gewählten Ideen beliebig oft wiederholt werden.

Eine aktive Auseinandersetzung mit dem Phänomen der Prüfungsaufregung ist immer besser, als sie nur als situativen Aspekt zu sehen und als gegeben hinzunehmen. Der Schritt der Umsetzung darf sich über einen selbst festgelegten Zeitraum erstrecken. Es ist viel besser, eine Veränderung kleinschrittig zu beginnen, als passiv abzuwarten, dass eventuell ein verändertes Prüfungsformat zu einer Symptomverbesserung führt. Das Motto »Ich habe meine Prüfungsaufregung im Griff, nicht sie mich!« darf allgegenwärtig werden.

5.2.5 Dranbleiben

Prüfungen gehören zur aktuellen Lernlandschaft und werden immer ein elementarer Bestandteil des Lernens bleiben. Sie sind nicht nur im eigentlichen Lernkontext verortet, sondern sind auch Bestandteil des sozialen Lebens. Ein Prüfen oder Geprüftwerden findet täglich statt, daher ist immer wieder die Frage, wie wir die einzelnen Kontexte emotional bewerten. Wir selbst legen diesen emotionalen Wert fest und können ihn daher auch mit einem neuen Wert belegen. Dies fördert eine positiv erlebte Prüfungssituation. Kann der Lernende für sich reflektieren, dass bestimmte Anteile der neuen Prüfungsbewältigungsstrategie dafür gesorgt haben, dass die eigene Prüfungsaufregung etwas abgemildert wurde, wird die erfolgreiche Umsetzung nicht nur sichtbar, sondern war sogar erlebbar. Ein anderes, gutes Gefühl im Kontext einer Prüfung zu erleben, ist hier der Schlüssel, motiviert an einer weiteren Strategieveränderung zu arbeiten. Dieses emotionale Erleben muss gar nicht unmittelbar mit einem besseren Ergebnis gekoppelt sein, sondern viele Lernende reflektieren schon, dass der Umgang mit dem Prüfungsteam im mündlichen Prüfungskontext entspannter war oder dass sie mutiger Fragen zum Verständnis gestellt haben.

Ein großer Vorteil an der Bearbeitung der Prüfungsaufregung ist vor allem ein Einüben des reflektorischen Blickes auf sich selbst. Handlungen werden evaluiert und viele Aspekte, die eigentlich mit einem negativen Gefühl versehen sind, werden ressourcenorientiert in einer bestärkenden Emotion dargestellt. Dieser Prozess ist elementar wichtig und nimmt auch etwas Zeit in Anspruch. Lernende dürfen in diesem Handlungsfeld nicht zu ungeduldig mit sich und dem gewünschten Ergebnis sein. Wie bereits erwähnt: Eine sofortige Lösung wird sich bei der Prüfungsaufregung nicht einstellen. Hier ist das Motto wirklich »dranzubleiben« und seine emotionale Perspektive auf das Prüfungsgeschehen reflektorisch zu verändern.

5.3 Prokrastination

> **Definition**
>
> Hierbei handelt sich um das klassische »Aufschieben«. Lernanlässe werden von einem früheren auf einen späteren Zeitpunkt verlagert.

Die Prokrastination hat zwei Bedeutungen: zum einen den reflektorischen Ansatz, also ein Problem mit etwas zeitlichem Abstand und einer weniger emotionalen Lage zu betrachten. Zum anderen bedeutet es allerdings im Lernkontext oft, das Lernen nicht anzugehen, zu trödeln oder nicht zielstrebig zu arbeiten. Es erfolgt im Sinne des Aufschiebens eine Bewertung als unangenehme Tätigkeit. Menschen neigen maßgeblich dazu, unangenehme Dinge zu vermeiden und eher Sachen zu tun, die erfüllender sind und Spaß machen. Kurzfristig ist dieses Phänomen sicherlich zielführend, da nur positive Gefühle erlebt werden. Dieses Erleben ist allerdings nur von kurzer Dauer, da die negativen Emotionen, die an das Bewältigen von bestimmten Aufgaben gebunden sind, auch nur aufgeschoben werden. Das Lernen für die nächste Prüfung bleibt bestehen und verursacht, je näher der Termin rückt, Stressgefühle und einen hohen Grad an Unzufriedenheit. Die Hoffnung auf Erfolg wird mit weiterem Aufschieben immer geringer und endet in einer demoralisierten Haltung.

5.3.1 Problem

Ein »gesundes« Aufschieben von einzelnen Tätigkeiten ist allgegenwärtig und im Wesentlichen normal. Der Großteil aller Menschen schiebt Dinge auf und setzt dadurch auch Prioritäten. Es ist auch nicht immer einfach, sich zugunsten von wichtigen Zielen und zuungunsten von unwichtigen Zielen zu entscheiden, da sich in täglichen Abläufen auch Prioritäten kurzfristig verändern können. Prokrastination hat daher nichts mit Priorisierung zu tun. Wann wird aber das Aufschieben zum eigentlichen Problem? In erster Linie wird es problematisch, wenn sich Lernende aufgrund des Aufschiebens emotional belastet fühlen, sich z. B. die Gedanken zu einem Großteil nur noch um das »Nichterreichen« drehen. Es entsteht Stress, eine innere Unruhe oder eine große Unzufriedenheit. Es können sich auch physische Mängel wie Schlafstörungen, Magendruck oder muskuläre Verspannungen einstellen. An dieser Stelle kann es schon schwierig werden, aus dieser Spirale selbstständig herauszukommen. Verstärkt sich das Erleben, immer wieder wichtige Tätigkeiten nicht zu schaffen, oder das Gefühl, Prioritäten falsch zu setzen, bleibt oft eine kontinuierliche negative Emotionslage, die eine persönliche Abwertung als Folge hat. Das hat weiterhin zur Folge, sich als nicht »gut« oder »geeignet« zu fühlen. Es stellen sich Versagensemotionen ein, da fremde oder selbst vorgegebene Ziele nicht erreicht werden können.

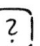

Das schlechte Gewissen ist in allen Lebensbereichen allgegenwärtig und es kommt zu einem Vermischen von Arbeitszeiten und freien Zeiten. Das sorgt wiederum dafür, dass ein bewusstes Abschalten bzw. Entspannen nicht mehr möglich ist. Stellt sich also diese beschriebene Situation entsprechend ein, kann man von Prokrastination sprechen, sonst ist es eher ein allgegenwärtiges Aufschieben von Dingen.

Prokrastination lässt sich unterschiedlich typisieren, und zwar in einen passiven und einen aktiven Anteil. Der »aktive Aufschieber« ist gekennzeichnet durch ein bewusst gewähltes spätes Beginnen, um seine Tätigkeiten zu erledigen – also das typische Aufschieben »bis zur letzten Minute«, um dann hochkonzentriert bis zum eigentlichen Endtermin durchzuarbeiten. Der »passive Aufschieber« definiert sich eher über das klassische Vermeiden und Verdrängen von seinen Aufgaben. Der Fokus liegt eher auf den Begründungsrahmen des Nicht-Erledigen-Könnens. Es wird mehr nach Gründen gesucht, die dazu führen, die Tätigkeit nicht zu erledigen. Beide Typen sind allerdings auch eng miteinander verbunden.

Merke

Es kommt eher selten vor, dass man klar den einen oder anderen Typen beschreiben kann. Lernende, die generell immer ihre Aufgaben aufschieben, werden auch kurz vor der Abgabe von Arbeitsinhalten bestimmte Stresssymptome empfinden. Von daher ist es sinnhafter, weniger von einer entsprechenden Typisierung zu sprechen als mehr von einer typentsprechenden Ausrichtung.

5.3.2 Typische Anliegen

Aus der jahrelangen Lerncoaching-Erfahrung kann man sagen, dass als Anliegen schon immer die Bewältigung von Lerngegenständen von den Lernenden benannt wurde. Daraus resultieren klassische Lernanliegen im Rahmen der Prokrastination, die im Lerncoaching aufgezeigt werden. Diese werden im Folgenden exemplarisch aufgeführt.

Das klassische Aufschieben passiert vor Prüfungen. In der Regel sind Lernende frühzeitig über Prüfungstermine jeglicher Art informiert und wissen, wann diese abzuleisten sind. Eine effektive Vorbereitung, bezogen auf Organisation und strukturelles/planerisches Vorgehen, ist jedoch schwierig. Lernende äußern hier häufig, das ihnen nicht genau klar ist, wann sie mit dem Lernen beginnen sollen. Der richtige Zeitpunkt und damit verbunden die Einteilung des Lernstoffes ist nicht klar. Es wird immer mit der gleichen Lernmethode gelernt, die allerdings nicht immer zu allen Themen bzw. Prüfungsformaten passt. So kommen Lernende in die Situation, dass die Effektivität nicht spürbar ist. Dazu kommt, dass Prüfungen, abhängig von ihrer Wichtigkeit, einen entsprechenden Erfolgsdruck erzeugen und das Phänomen des Aufschiebens einen noch stärkeren negativen Wert entwickeln kann.

Auch durch ein Nicht-Aufraffen-Können oder Abgelenkt Sein entsteht ein Aufschieben von Lerngegenständen. Hier steht ganz klar das positivere emotionale Empfinden durch andere Tätigkeiten im Mittelpunkt. Ablenkungsaspekte durch das Handy, Social Media, Computerspiele oder TV-Streaming bilden hier den größten Anteil. Diese Art von Ablenkung wird mit einer kurzfristigen positiven Erfüllung verbunden, während Lernen eher negative Emotionen hervorruft. Viele Lernende kennen theoretisch die Konsequenzen, die sich durch ein Aufschieben bzw. durch ein Nichtlernen ergeben, geben sich aber dennoch den Ablenkungsfallen hin und raffen sich somit für andere Dinge auf, nur nicht für eine effektive Prüfungsvorbereitung.

Ein weiteres, häufig benanntes Anliegen im Rahmen des Aufschiebens ist Konzentrationsmangel. Es kommt allerdings auch häufig vor, dass benannte Konzentrationsstörungen mehr ein Motivationsdefizit als Ursprung aufweisen. Die bereits erwähnte Unlust, sich mit einem Lernstoff auseinanderzusetzen, steht viel mehr im Mittelpunkt als ein Konzentrationsdefizit.

Ein weiterer Grund der Prokrastination ist eine Orientierungslosigkeit bezogen auf den hohen Anteil an Lernstoff. Fühlt sich die Masse des zu Lernenden als eher unbewältigbar an, führt das ebenfalls klassisch dazu, dass nicht mit dem Lernen begonnen wird. Die Frage nach der Wichtigkeit der Inhalte kann von Lernenden nur schwer beantwortet werden. Sie gehen immer davon aus, dass alles gleich wichtig ist und sie somit den kompletten Lernstoff gleichgut beherrschen müssen. Auch eine Entscheidung zu treffen fällt schwer, da es ja evtl. genau die falsche Priorität sein kann.

Auch eine deutliche Unwissenheit über den zu lernenden Lernstoff führt zu einer entsprechenden Ignoranz. Im Zweifelsfall ist damit eine zeitintensivere Auseinandersetzung mit dem Lernstoff verbunden, da dieser erst einmal verstanden werden muss. Das bedeutet eine konkretere Konfrontation oder eine Inanspruchnahme von unterschiedlichen Unterstützungsangeboten, die auch einen höheren zeitlichen Aspekt mit sich bringen. Auch das Nichtvorhandensein einer Lernstrategie führt zum Aufschieben der Lerninhalte. Wenn der Lernende keine Kenntnis über den Umgang mit Lernstoff hat, ist ein erfolgversprechendes Bearbeiten nicht möglich.

Der häufigste Grund für das klassische Aufschieben ist allerdings die bereits erwähnte erhöhte Ablenkung. Dazu gehört in erster Linie die Ablenkung durch Social Media und digitale Formate wie Handy, PC, Streaming etc. Vor allem nimmt das Handy einen wesentlichen Anteil bei der Ablenkung ein. Es ist omnipräsent und immer dabei. In vielen Lernsituationen ist es fast schon unmöglich, das Handy auszuschalten oder in den Flugmodus zu stellen. Die digitale Welt hat einen so wichtigen Einfluss, dass sie häufig das Gefühl vermittelt, essentielle Dinge könnten verpasst werden. Eine Nachricht wird nicht sofort gelesen und beantwortet, ein wichtiger Insta-Post geht verloren oder eine Gruppennachricht wird zu spät kommentiert. In unterschiedlichen Abstufungen kann man bei dieser Art von Ablenkung auch schon von einem gewissen Abhängigkeitsfaktor sprechen. Auch Serienstreaming nimmt einen immer wichtigeren Prioritätsaspekt ein. Hier geht es darum, dass dem weiteren Verfolgen von Serien eine höhere Priorität eingeräumt wird als dem Vorbereiten auf die nächste Prüfung (und das obwohl in diversen Streaming-Portalen Serien jederzeit abrufbar sind und gar nicht mehr zu bestimmten Zeiten verfolgt werden müssen). Das Ablenkungsphänomen ist in erster Linie wieder auf motivationale Aspekte zurückzuführen. Social Media, PC-Spiele und andere Hobbys machen in der Situation einfach mehr Spaß als klassisches Lernen. Oft steht die Pflichterfüllung viel mehr im Fokus als der Spaß am Wissenserwerb und dadurch das Erreichen eines positiven Ergebnisses.

5.3.3 Lösungsideen

Wie in den vorausgegangenen Kapiteln sollen hier mögliche Lösungsanbahnungen zu den oben aufgeführten Anliegen dargestellt werden. Sie sind als Idee und Impuls zu verstehen, nicht als ultimative Lösung.

Im Rahmen der klassischen Strukturlosigkeit von Lernenden und der damit verbundenen Prokrastination ist ein Aufzeigen einer *strukturgebenden Idee* die logische Konsequenz. Der klassische Lernplan kann hier klar unterstützen. Die Möglichkeiten sind vielfältig. Von digitalen bis zu analogen Methoden ist jede Form geeignet, wenn sie für den Lernenden passend ist. Zu beachten ist hierbei, dass das entsprechende Ziel klar in der Planung berücksichtigt wird. Handelt es sich um eine einzelne Prüfungsleistung, um die Abschlussprüfung oder um einen wöchentlichen Lerntermin, der eingehalten werden soll? Somit kann ein klar definierter Zeitraum als Lernplanung hilfreich sein. Dieser kann kurzfristig, als (Mehr-)Wochenplan erstellt werden. Wird eine Planung für Abschlussprüfungen erstellt, kann eine Langzeitplanung, bezogen auf mehrere Monate, sinnvoll sein. Hier sollten unterschiedliche Phasen Berücksichtigung finden, da sich sonst erneut eine Ziellosigkeit einstellt. Zu Beginn kann geklärt werden, wie sich das Wissen methodisch angeeignet wird. Entscheidet sich der Lernende z. B. für klassische Wissenszusammenfassungen, müssen diese vor der ersten Phase erstellt sein. In der ersten Phase sollte klar sein, wie viel und welche Art von Wissen gelernt werden muss. Diese Phase ist am zeitintensivsten. Sie wird durch geplante Wiederholungssettings unterbrochen und abgeschlossen. Auch eine gezielte Wissensüberprüfung kann z. B. durch selbst erstellte Fragen oder Lerngruppen geplant vor der Prüfung erfolgen. Zur Entspannung ist das Berücksichtigen von Lernpausen wichtig. Alle Möglichkeiten der Lernplanungen können visualisiert werden und als Kalenderübersicht für den Lernenden die geplanten Lernsettings verdeutlichen. Eine besondere, einzigartige Gestaltung fördert auch hier die Einprägung. Der Lernplan kann am Schreibtisch, an der Zimmertür oder als Hintergrundbild auf dem Handy genutzt werden. Der Kreativität sind keine Grenzen gesetzt.

Dem klassischen Aufschieben liegt, wie bereits beschrieben, auch immer eine Motivationslosigkeit zu Grunde. Hier kann sich das *Aufzeigen von möglichen Perspektiven* anbieten. Diese können auch als ein Lernmotto definiert werden, was sich als innere Einstellung abbilden kann. Lernende äußern häufig, dass ihnen Lernen keinen Spaß macht. Hier lässt sich mit dem

Lernenden herausarbeiten, wann Lernen mal Spaß gemacht hat und wie sich dieses Phänomen auf die aktuelle Situation übertragen lässt. Im optimalen Fall wird Motivation intrinsisch und führt zu einer entsprechenden Zielerreichung. Es kann auch hilfreich sein, die Motivation durch Ressourcen zu aktivieren, indem Lernerfolge biographisch dargestellt werden und an ihnen das erreichte Ziel verdeutlicht wird. Ressourcen können die Lernmotivation wieder aktivieren und führen zu einem positiven Blickwinkel auf das bevorstehende Lernen. Hier reicht in vielen Fällen auch schon ein Zuspruch durch das Aufzeigen von bereits Geschafftem. Durch eine klare Verstärkung wird dem Lernenden aufgezeigt, dass er wirklich schon viel in seiner Lernbiographie erreicht hat und in diesem Sinne kann der nächste Schritt erreichbar aufgezeigt werden.

Lösungsideen zur *Verbesserung der Konzentration* sind vielfältig und setzen eine gewisse Disziplin des Lernenden voraus. Es ist utopisch zu glauben, dass man über viele Stunden des Lernens immer gleich hochkonzentriert sein kann. Kleine Lernphasen haben daher eine höhere Effektivität. Plant man z. B. 30 Minuten zum Lernen ein, ist die Wahrscheinlichkeit viel höher, dass die Konzentration über diesen kurzen Zeitraum gleichhoch bleibt und zusätzlich die Motivation ebenfalls hoch ist. Psychologisch stellt sich unser Gehirn auf eine kurze Lernphase ein, in der der Lernende dem Ziel »etwas geschafft zu haben« schnell näherkommt. Zudem kommt noch das positive Gefühl auf, die Lernzeit effektiv ausgenutzt zu haben. Die Idee, viele kleine Lernphasen zu planen, ist damit effektiver, als lange Lerneinheiten über mehrere Stunden zu organisieren, die immer mit einem negativen Gefühl verbunden sind. Denn wer lernt schon gerne über eine lange Planungszeit?

Wenn gerade in kurzen Lernphasen die Aufmerksamkeit bewusst auf einen geplanten Lernstoff gelenkt wird, übt man somit auch, seine eigene Konzentration zu optimieren. Wird die Lernzeit angepasst, muss natürlich auch die Lernstoffmenge entsprechend adaptiert werden. Hier ist es sinnvoll, den Lernstoff zum einen zu priorisieren. Was glaubt der Lernende selbst, welches Wissen am wichtigsten, zweitwichtigsten etc. ist, um im weiteren Vorgehen das wichtige Wissen erneut in kleine Lernportionen einzuteilen? Lernende neigen vielmehr zu einer »Habenmentalität«, vor allem wenn viele Wissensinhalte digital zur Verfügung gestellt werden. Die Flut an Informationsquellen ist groß und wird immer größer, hier fällt Lernenden dann eine Entscheidung auf den wesentlichen Lernstoff schwer. Sie müssen selbst lernen, diese Wichtigkeit zu setzen, und können sich dafür auch an der eigentlichen beruflichen Handlung orientieren. Also: Welches Wissen brauchen sie für ihren beruflichen Bezug und welches Wissen ist viel mehr theoriegeleitet und findet in der Praxis weniger Anwendung?

Hierbei können auch gut Mitlernende in Form von Lerngruppen eine gute Unterstützung sein. Die damit verbundene verbindliche Abstimmung wirkt dem klassischen Aufschieben entgegen. Mit anderen Lernenden wird sich entsprechend terminiert, dies bietet eine zusätzliche Hürde, das Lernen einfach aufzuschieben, da ja anderen Personen mit eingebunden sind. So nimmt man den geplanten Termin eher wahr und schiebt ihn nicht hinten an. Auch der damit verbundene thematische und soziale Austausch bietet eine erhöhte Motivation, diese Lernphase wahrzunehmen. Mitlernende haben das gleiche Ziel im Blick und stimmen sich somit auf die gleichen Themen und Methoden zum Lernen ein. Das kann eine entsprechende Verbundenheit herstellen, die für den Lernkontext zusätzlich motivierend sein kann. Bei Lerngruppen geht es nicht ausschließlich um das Lernen, sondern auch um das soziale Gefüge. Treffen, austauschen, diskutieren und Wissensbestände vergleichen – verbunden mit sozialem Netzwerken, Gesprächen und einfach zusammen sein. Lerngruppen sollten sich im Vorfeld allerdings über das methodische Vorgehen klar sein. Der zeitliche Umfang und der Lerngegenstand sollten für alle Mitglieder definiert und festgelegt werden. Eine Einzelvorbereitung auf den Austausch ist sinnvoll.

Auch der Umgang beim Lernen mit dem Handy, PC und Ähnlichem bedarf einer klaren Regelung, die sich der Lernende selbst erstellt. Lernphasen können noch so gut vorbereitet und geplant sein, wenn beispielsweise das Handy einen hohen Ablenkungsfaktor darstellt, sollte auch hier ein individueller Umgang eingeräumt werden. Die Konzentration, Motivation und Organisation liegen jetzt auf dem Lernen und nicht auf Social Media, daher können hier klare Anweisungen helfen. Das Handy darf im optimalen Fall für die festgelegte Lernzeit (die bei 30 Minuten liegen kann) an einem sicheren Ort platziert werden, was ein anderer Raum, eine andere Person oder auch schon mal die Besteckschublade in der Küche sein darf. Vor allem bei PC-Spielen ist eine gute Zeitportionierung wichtig, um nicht ins Endlose abzudriften. Timer stellen, andere Personen bitten, die Zeit im Blick zu haben, etc. und etwas Stringenz, die Zeit auch einzuhalten, bedingen den Umgang. Unnötige Apps, die schnell zu einer Ablenkung führen können, sollten erst gar nicht auf digitalen Endgeräten, die zum Lernen genutzt werden, installiert werden. Dazu kommt, dass Themen wie »Digital Detox« oder »einfach mal Dinge bewusst nicht mitmachen« einen gewissen Trend verfolgen, der den Coolnessfaktor anhebt.

5.3.4 Umsetzungen

Die effektivste Methode, um das Aufschieben zu durchbrechen und in eine gute Umsetzung des Lernens zu gelangen, besteht nach der psychologischen Forschung darin, an den direkten Verhaltensmustern des Betroffenen anzuknüpfen. Es gilt, die negativen Lernemotionen in positive Erfolge umzuformatieren und dadurch wieder einen Erfolg spürbar zu machen. Das Erlernen und die damit verbundene Erfahrung von einer neuen Bewältigungsstrategie muss der Fokus sein.

Das klare Strukturieren in Arbeits- und Lernphasen sowie Freizeitphasen ist für die Umsetzung ein wichtiger Strukturanker. Hierin steckt das bewusste Erleben der einzelnen Phasen und der damit verbundene Genuss, z. B. der Freizeitphase. Die freie, eingeplante Zeit kann somit wieder ohne schlechtes Gewissen genossen werden. Die Hintergedanken, dass ja noch die Vorbereitung auf die nächste Lernerfolgskontrolle im Raum steht, gibt es somit nicht mehr. Druck und der damit verbundene Stress werden verringert und die Fokussierung auf die entsprechende Freizeitgestaltung kann mit gutem Gewissen genossen werden.

Damit verbunden ist natürlich auch, dass Arbeitsphasen mit einem positiven Gefühl belegt werden. Das Gefühl, »etwas geschafft zu haben«, stellt sich ein und verbindet sich mit Zufriedenheit und in gewissen Situationen auch mit Stolz. Gelingt es, diese Art der Umsetzung kontinuierlich zu praktizieren, verändert sich das eigene Selbstbild und -verständnis. Es führt zu einer positiven Selbstbestärkung, da Lernende eigenständig in der Lage sind, ihre gesetzten Ziele zu erreichen.

Diese Art der Umsetzung kann allerdings nur gelingen, wenn die Strukturierung auch realistisch angegangen wird. Jeder kennt sich und seine inneren Uhren am besten und kann pragmatisch klar einschätzen, wann und wie Arbeitsphasen gelingen. Wird diese schon undifferenziert (mit mehreren Stunden) und unklar (irgendwann am Wochenende) eingeplant, kommt es unaufhaltsam wieder zum Einstellen der bekannten Aufschiebungsmuster. Wie bereits erwähnt, sollen kurze Lernphasen über eine Woche verteilt werden und durch Freizeitphasen soll ein entsprechender Ausgleich und, vor allem zu Beginn der Planung, eine positive Alternative aufgezeigt werden.

Die Umsetzungsphase ist also gekennzeichnet durch eine Selbsteinschätzung und Selbstbeobachtung. Lernende sollten sich im ersten Schritt fragen, wie hoch wirklich ihre Veränderungsbereitschaft ist, und sich mit ihrem eigentlichen Problem zum Lernen auseinandersetzen. Hier steht keine klassische Problemanalyse an, sondern vielmehr die Bewusstmachung und der Wunsch, dieses Anliegen lösungsorientiert verändern zu wollen. Auch ein Blick auf das zu richten, was beim Aufschieben passiert, kann hilfreich sein, um sich über das eigene Verhalten während der Prokrastination bewusst zu werden. Erst dann steht die zeitliche Strukturierung der Arbeits- und Freizeitphase an und es bedarf einer individuellen, realistischen Festlegung, z. B. in Form eines Wochen- oder Monatsplans. Hier können die einzelnen Phasen gut visualisiert werden und sorgen somit für eine effektive Einhaltung. Manchmal können auch Erinnerungshilfen für die Einhaltung der einzelnen Phasen sinnvoll sein. Ist die erste Planung gut umgesetzt worden, sollte sich unbedingt noch eine Eigenevaluation anschließen. Was tat dem Lernenden durch diese neue Planung gut und was war eventuell herausfordernd – diese Fragestellungen auch schriftlich zu beantworten, erhöht das positive Gefühl und den Behaltenseffekt der eigenen Reflexion. Die Effektivität ist höher, wenn diese methodische Veränderung komplett umgesetzt wird und sich nicht einzelne Anteile herausgenommen werden. Eine systematische Anwendung verspricht einen effektiven Erfolg, um das eigene Aufschieben anzugehen.

5.3.5 Dranbleiben

Es bleibt also festzuhalten, dass sich Prokrastination manifestiert, wenn negative Emotionen mit dem Erreichen eines Arbeitsziels verbunden sind. Durch das Aufschieben des Arbeitsziels wird versucht, die negativen

Emotionen zu vermeiden, und dadurch verfestigt sich das Gefühl immer noch mehr. Es gilt also, diesen bewussten Faktor zu durchbrechen, um nicht erneut in eine »Aufschieberitis« zu verfallen. Als Lernender ist es unabdingbar, sich die Frage nach der eigenen Veränderungsmotivation realistisch zu beantworten. Was genau will ich wirklich verändern? Ärgere ich mich über das Aufschieben des Lernens oder über die eigentlichen Ergebnisse der Prüfungen, die absolviert werden? Bin ich wirklich bereit dazu, meine bestehende Lernstruktur zu verändern oder ist es vielleicht doch ganz angenehm, mich im »Jammertal des Aufschiebens« einzurichten? Ohne eine Veränderungsbereitschaft und die damit verbundene Selbsterkenntnis ist der erste Schritt erschwert.

Hier kann eine kontinuierliche Lernbegleitung wirksam sein. Im ersten Schritt kommt es immer wieder zu einer Bewusstmachung der Veränderungsbereitschaft des Lernenden. Es kann auch immer wieder das gesetzte Ziel der Stressreduzierung und des gelasseneren Lernens aufgezeigt und thematisiert werden. Das »Dranbleiben« bedingt auch eine Anpassung der vorher geplanten Struktur. Manchmal müssen auf dem Weg auch noch mal Planungsschritte angepasst und verkleinert werden. In der praktischen Anwendung wird oft deutlich, dass beispielsweise die Arbeitsphase doch zu viel Berücksichtigung fand und es dadurch wieder zu einem erneuten Aufschieben kommt. Gerade in der ersten Umsetzung ist es wichtig, dass Lernende ein gutes Gefühl mit ihrer Lernstruktur erfahren, sonst führt es auf dem schnellsten Weg dazu, dass sie in alte Muster zurückfallen. Die Phase des »Dranbleibens« ist demnach charakterisiert durch eine Bestärkung von außen, wie LernbegleiterInnen, Eltern, Freunde etc., um darüber einen positiveren Zugang zum Lerngegenstand zu ermöglichen und die Selbsterkenntnis des Lernenden zu stärken.

5.4 Motivation

Der Begriff der Motivation besitzt eine positive Dimension. Er bedeutet so viel wie »bewegen« oder »antreiben«, was eine klare Aktivität beinhaltet. Vor allem wenn man umgangssprachlich von motivierten Menschen spricht, meint man gut gelaunte, offene, aktive Menschen. Es geht um einen Zusammenschluss von diversen Motiven, die zu einer Handlungsbereitschaft führen, was allerdings noch nicht bedeutet, dass man eine angestrebte Handlung auch durchführt. Erst wenn die angestrebte Handlung umgesetzt wird, werden Menschen aktiv und bewegen sich. Hier spricht man dann von *Volition*. Eine verändernde Handlung hat daher motivationale und volitionale Anteile. Wie stark ein Mensch in eine Handlung kommt, ist abhängig von seinen eigenen Interessen für diese Handlung und von der aktuellen Situation, die zur angestrebten Handlung führen soll.

Einen großen Einfluss auf die angestrebte Veränderungsbereitschaft haben die vorliegenden Emotionen. Diese überlagern immer kognitives und rationales Veränderungsverhalten. Das bedeutet, auch wenn mir rational klar ist, dass ich eine Handlung verändern muss, ich sie aber trotzdem positiv erlebe, werde ich diese Handlung nicht verändern. Ist ein Motivationsempfinden intrinsisch, ist die Wahrscheinlichkeit größer, dass der Mensch in eine effektivere Handlungsveränderung kommt, da er für sich selbst den Nutzen einer zielgerichteten Handlung erkennt. Wird eine Veränderung von außen aufgezeigt, ist sie also extrinsisch, ist es von unterschiedlichen Dimensionen abhängig, bevor es zu einer Handlungsveränderung kommt. Eine Selbsterkenntnis über die veränderbare Handlung muss erst erreicht werden, bevor sie umgesetzt wird.

Bezogen auf die positive Ausrichtung der Lernmotivation kann man drei Anteile beleuchten. Der erste Aspekt ist der eigentliche *Wille*, in eine Veränderung zu kommen. Die Bereitschaft muss da sein, um ins Wollen zu kommen. Die Kompetenz, in den angestrebten Veränderungsprozess zu kommen, beschreibt das *Können*. Hier geht es klar darum, eigene Kompetenzen zu aktivieren und zu nutzen, die das Wollen unterstützen und die Handlungsveränderung anschieben. Im dritten Schritt kommt die eigentliche *Umsetzung*, also das Tun. Hier geht es um die Durchführung mittels ausgewählter Methoden, um die angestrebte Handlungsveränderung zu erreichen. Die eigentlichen Motive eines Menschen sind daher der aktive Anteil, um in einen Veränderungsprozess einzusteigen. Diese Motive können eine unterschiedliche Ausrichtung haben. Zum einen können Menschen ein Leistungsmotiv verfolgen, das bedeutet, dass sie einen hohen Anspruch an sich selbst haben und sich verbessern wollen. Zum anderen können sie ein Machtmotiv verfolgen, indem sie mitentscheiden und kreativ gestalten wollen. Auch ein Anschlussmotiv kann ein Auslöser sein, hier geht es um gleichberechtigten Austausch mit anderen. Diese Differenzierung der unterschiedlichen Motivationsaspekte macht schon im Ansatz deutlich, wie wichtig die Bedeutung für die Einstellung zum Lernen ist.

5.4.1 Problem

Die Motivation kann sicherlich als übergeordnetes Problem im Rahmen des Lernens gesehen werden. Viel Lernende sind irgendwann in ihrem Lernprozess lustlos und können sich schwer motivieren. Das hängt von diversen Faktoren ab, der wichtigste ist allerdings die Erkenntnis über den eigentlichen Sinn des Lernens. Rational betrachtet, ist Lernenden klar, warum sie sich mit dem Lernstoff beschäftigen müssen. Lernstrategien sind bekannt und methodisch sind auch Ideen vorhanden. Allerdings kommen die Lernenden nicht ins eigentliche Tun. Es sollte uns allen klar sein, dass man nicht für alle Lernbereiche gleich stark motiviert sein kann. Lernende dürfen also auch mal keine Lust auf das Lernen haben. Generell gilt, dass wir alle den Drang in uns tragen, etwas zu schaffen. Dieser Antrieb, etwas zu wollen, variiert von Mensch zu Mensch und somit ist auch der Motivationsantrieb unterschiedlich. Nicht jeder stellt sich gerne dem Leistungsvergleich, möchte aber mit weniger Wirkkraft sein Ziel erreichen. Dieser Ansatz sollte

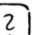

gerade in der beruflichen Bildung berücksichtigt werden. Die Frage ist also: Wie hoch ist der eigentliche Antrieb des Lernenden, um sein berufliches Ziel zu erreichen?

Hier liegt ein Bedürfnis des Lernenden zugrunde, das sich mit einer Erwartung zu einem Motiv verbindet, das wiederum ein Handeln auslöst. Um in eine Handlung zu kommen, sind zwei Variablen zu beachten. Zum einen die Person selbst mit ihrem Wunsch, Willen und Antrieb. Zum anderen die Situation mit ihren vorliegenden Rahmenbedingungen, wie Belohnung, Anregungen und Möglichkeiten. Hier liegt ein Leistungsverhalten zu Grunde, das sich aus dem Zusammenspiel beider Variablen bedingt. Will man also als LernbegleiterIn Lernende motivieren, muss man sich immer klar sein, dass diese Motivation von außen passiert und nicht unbedingt den Lernenden selbst erreicht. Allerdings kann man dem Lernenden verdeutlichen, was genau ihm selbst hilft, um ins Lernen zu kommen. Die Frage ist also nicht, warum Lernende nicht motiviert sind, sondern vielmehr, wie sie es schaffen, sich selbst zu motivieren. Lernende sind nicht steuerbar, denn jede Motivationshilfe können sie abwägen und für sich die Wichtigkeit entscheiden. Jeder Hinweis von außen wird im Inneren auf Effektivität überprüft und abgewogen, inwieweit er nützlich ist. Strenggenommen gibt es keine extrinsische Motivation, nur Anreize, die kurzfristig zum Einsatz kommen. Motivation ist immer selbstinitiativ, sie ist nicht delegierbar oder in Auftrag zu geben. Der Lernende muss also für sich eine Wichtigkeit erkennen und dadurch in die Selbstmotivation gelangen. Es macht keinen Sinn, unrealistische Aufgaben zu formulieren, sondern es muss darum gehen, die Selbsterkenntnis des Lernenden zu stärken. Nur wenn ein eigener Antrieb gelingt, kann das Problem einer Demotivation angegangen werden.

5.4.2 Typische Anliegen

Die klassischen Anliegen im Lerncoaching zum Thema Motivation sind vielfältig und häufig eher unkonkret. Lernende äußern oft, dass sie generell nicht motiviert zum Lernen sind, und auf die Bitte, dieses Anliegen differenzierter darzustellen, wird klar, dass sie sich wenig mit dem Problem der Motivationslosigkeit beschäftigt haben. Es herrscht ein allgemeines Gefühl der Unlust, was sich nach genauerer Betrachtung im Lerncoaching in die folgenden häufigen Anliegen differenzieren lässt. Die Lernenden formulieren diese Anliegen meist als »Ich-Botschaften« und sehen diese auch bei sich selbst.

Alle Lernenden kommen irgendwann an den Punkt, an dem sie sich die Motivationsfrage stellen. Die typischen Symptome der Lustlosigkeit und Antriebsarmut machen sich breit und führen häufig zur klassischen Sinnfrage: »Wozu das Ganze?« Neue Bildungsprozesse beginnen immer mit einer hohen Motivation bezogen auf das neue Lernen. Es macht Spaß und Lernende verspüren Lust, sich mit den neuen Lerngegenständen auseinanderzusetzen. Vor allem in der beruflichen Bildung wird die

Motivation vom praktischen Berufsfeld begleitet, was sich der Lernende auch selbst gewählt hat. Die Motivation fällt ab, wenn Lernende für sich an einen Punkt kommen, an dem sie merken, dass entweder das Lernthema wenig Interesse erzeugt oder sie an ihre Lerngrenzen kommen und sich überfordert fühlen. Unter diesen Bedingungen wird die Sinnfrage verstärkt und kontinuierlich befeuert. Hinzu kommt hier sicherlich auch, dass die aktuell junge Generation in einer komfortablen beruflichen Situation ist. Sie werden überall gebraucht und das erleichtert ein schnelles Wechseln in eine andere berufliche Richtung.

Sie gehen der Motivationslosigkeit weniger auf den Grund und stecken schnell den Kopf in Sand. Die Schlussfolgerung ist nicht selten, dass die berufliche Fachrichtung nicht die richtige ist und Lernende sich schnellstmöglich eine andere Verwirklichung suchen. Es fehlt eine klare Positionierung im Sinne des Abwägens, was gut ist und was eben weniger gut. Daraus ergibt sich als Folge das nächste Motivationsdefizit und Lernende entwickeln für sich das Gefühl, alles nicht zu schaffen. Das Empfinden der Überforderung ist gegeben und die Einstellung des Nicht-Schaffen-Könnens manifestiert sich. Das kann durch innere Glaubenssätze, wie z. B. »Ich war schon immer schlecht im Lernen« oder »Ich bin eben zu blöd dazu« verstärkt werden. Lernende nehmen sehr schnell eine generelle, verallgemeinernde Perspektive ein und erkennen ihre Ressourcen nicht mehr. Vor allem, wenn sie eine oder sogar mehrere negative Lernerfahrungen erlebt haben, verstärkt sich die Perspektive auf den unüberwindbaren Berg. Im theoretischen Lernkontext sind es »nur« Klausuren oder mündliche Prüfungsformate. In der Berufspraxis erfahren Lernende ein Feedback auf ihre komplexe berufliche Handlung, was viel nachhaltiger wirkt und einen viel höheren Einfluss auf die Motivation hat, da ihr eigentliches berufliches Handeln in Frage gestellt wird. Letztendlich führen immer mehrere Aspekte dazu, das Gefühl zu haben, alles nicht zu schaffen. Es ist ein Signal der Überforderung, der fehlenden Struktur oder der fehlenden Priorisierung. Es ist eine Art von Flucht vor den vielen Tätigkeiten, die zu bewältigen sind und die in der momentanen Situation für den Lernenden ein Gefühl der Unbewältigbarkeit auslösen.

Ein klassisches Motivationsproblem enthält die Problemäußerung von Lernenden, die das Gefühl haben, nie wirklich gelernt zu haben. In ihrer Schulbiographie waren sie immer in der komfortablen Situation, Lerngegenstände schnell verstanden zu haben. Sie waren im Unterrichtgeschehen aktiv dabei, haben sich Wissen einfach merken und es auf unterschiedliche Prüfungsformate anwenden können. Ein kurzes Auffrischen des Wissens durch Lesen oder mündliches Wiedergeben hat oft ausgereicht, um gute Bewertungen zu erzielen. In der beruflichen Bildung sehen sie sich plötzlich mit anderen Lerngegenständen konfrontiert. Der Lernstoff ist komplexer und viel höher, wobei das bisherige, zufällige Lernen nicht mehr ausreicht. Sie kennen keine Lernstrategien oder Lernmethoden. Zusammenfassungen, Mitschriften oder sogar Lernzettel sind Neuland für sie. Diese Unwissenheit führt sehr schnell dazu, dass sich ein Motivationsdefizit einstellt, da die Lernenden keine Idee haben, wie sie sich den Lernstoff aneignen können.

Häufig werden Mitlernende nach ihren Strategien gefragt und diese werden wahllos übernommen mit dem Resultat, dass sie wirkungslos bleiben. Das führt zu einer dramatischen Verstärkung der Demotivation. Lernende, die quantitativ viel Zeit für das Lernen aufbringen, glauben auch, dass sich das im Resultat zeigen muss. Passiert das nicht, fällt die Motivation noch mehr ab. Es entwickelt sich eine Negativspirale, die nur durch direkte Unterstützung durchbrochen werden kann.

Ein weiteres typischen Anliegen im Lerncoaching ist die mangelnde Selbstmotivation. Lernende haben es häufig verlernt, eigene Motivationsstrategien zu entwickeln, am Ball zu bleiben oder wieder Lust am Lernen zu entdecken. Der einfachste Blick fällt auf die direkte Umgebung. Es ist eben einfach, den anderen bzw. den Umständen die Schuld zu geben. Der erste wichtige Ansatz ist dabei, dem Lernenden deutlich zu machen, dass es nicht um Schuld geht, sondern um Verantwortung. Der zweite Ansatz sollte der Perspektivwechsel sein, und zwar von der Umgebung auf mich selbst. Es ist immer einfach in anderen Tatsachen die Erklärung für die aktuelle Situation zu finden. Lehrende formulieren die Fragen in den Klausuren zu schwer, der Lernstoff ist viel zu viel, mein Sitznachbar lenkt mich immer ab, die Mitbewohner sind viel zu laut und die Oma wird 80 Jahre alt – die üblichen Ablenkungsausreden, um die Umwelt für die Demotivation des Lernenden verantwortlich zu machen.

Der Ansatz des positiven Denkens bekommt im Lernkontext noch mal eine ganz andere Bedeutung. Lernende sind häufig gar nicht in der Lage, den Blick auf positive Ansätze zu lenken. Sie verstricken sich zu sehr in negativen Anlässen, wodurch sie ein motivierendes Ziel nicht mehr erkennen. Der vorherrschende hohe Leistungsdruck in Kombination mit der Vielfältigkeit an Ablenkung in unserer aktuellen Gesellschaft verstärkt die hohe Demotivation. Auch hier kommt zum Tragen, dass es doch viel bequemer ist, wenn Lehrende den Job der Motivation übernehmen – der Unterschied zwischen intrinsischer und extrinsischer Motivation wurde bereits ausführlich erläutert. Damit wird deutlich, dass in akuten Lernphasen die eigene Wohnung immer ordentlich und aufgeräumt ist.

Diese Ausführung macht deutlich, wie wichtig das Thema der Motivation im Lernkontext ist. Für Lernende ist es schwer, die detaillierten Motivationsaspekte zu beschreiben, da sie generell viele Lernaspekte begleiten und überlagern. Das macht es auch so herausfordernd, das Thema der Motivation konkret zu bearbeiten. Die Bereitschaft und Selbsterkenntnis liegen beim Lernenden selbst, seine Motivation positiv zu verändern. Eine Motivationsverbesserung erfolgt fast immer durch positive Erfahrungen, die im Lernkontext zu einer erhöhten Lernbereitschaft führen.

5.4.3 Lösungsideen

Auch hier sollen Impulse, bezogen auf die vorherig dargestellten Anliegen, exemplarisch dargestellt werden. Bei der grundlegenden Fragestellung zur Begründungsdarstellung kann die eigentliche *Sinnfrage* eine mögliche

Perspektive aufzeigen. Gerade in der beruflichen Bildung folgen Lernende eher dem eigentlichen Vorhaben als sich mit der tatsächlichen Fragestellung nach Sinnerfüllung zu beschäftigen. Was führt mich in das Berufsfeld und was erscheint mir sinnhaft? Hier besteht auch die Möglichkeit nach klassischen sinnerfüllenden Arbeitsschwerpunkten zu fragen. Welche Anteile des Berufsfeldes bewirken eine Sinnhaftigkeit? Hierzu eignet sich auch eine Gegenüberstellung im Sinne der Positionierung. Es können die verschiedensten Perspektiven, Interessen und Schwerpunkte als Leitgedanken formuliert werden. Klassischerweise gibt es zwei Positionen: Ich bleibe und ich gehe in ein anderes Berufsfeld. Dazu kann der Lernende seine Perspektiven äußern und notieren. Das Sammeln von Besonderheiten, Herausforderungen und positiven wie negativen Eigenschaften führt dazu, dass unterschiedliche Seiten visualisiert und dargestellt werden. Der Lernende selbst äußert diese Eigenschaften und kann sie in Beziehung zu seiner Unschlüssigkeit setzen. Ein Abwägen macht die Entscheidung hoffentlich klarer. Der Beratende nimmt eine neutrale Haltung ein und kann objektiv die unterschiedlichen Perspektiven darstellen. Der Lernende erhält eine facettenreiche Darstellung aller Positionen und erfährt eine Erweiterung seiner möglichen Fokussierung.

Dem Phänomen des Nicht-Schaffens liegen häufig innere Glaubenssätze zu Grunde, die sich prägnant und über lange Zeit immer wieder manifestiert haben. Lernende tragen diese negative Einstellung in sich und können kaum eine andere Perspektive einnehmen. Im ersten Schritt kann es darum gehen, diese unterschiedlichen Glaubenssätze zu analysieren und darzustellen. Hier sind unterschiedliche Perspektiven möglich, die allerdings oft ein positives Denken unmöglich machen. Negative Erlebnisse verfestigen diese Glaubenssätze und bewirken, dass die Negativspirale immer wieder von vorne beginnt. Lernende können diese Einstellung schnell und klar benennen. Im Rahmen der Lernbegleitung werden sie aufgegriffen und zusammen mit dem Lernenden bedeutsam reflektiert. Eine Möglichkeit ist, sie durch eine *positive Ausrichtung* umzuformulieren, ihnen sozusagen eine positive Bedeutung zu geben. Der negative Glaubenssatz »Ich schaffe das nicht« wird demnach durch den positiven Satz »Ich bin gut und kann das schaffen« ersetzt. Es hängt hier allerdings an der Übertragung. Ein einmaliges Entwickeln eines positiven Glaubenssatzes kann einen über Jahre manifestierten negativen Satz nicht einfach ersetzen. Der Lernende schafft sich Wiederholungssequenzen, in denen er sich den neuen Glaubenssatz immer wieder aufzeigt (verbal oder visuell), und bestärkt sich so selbst. Begünstigend ist, wenn das nächste Lernereignis positiv verläuft und Lernende dadurch eine wirkende Bestätigung erfahren.

Viele Lernende fallen in ein Motivationsloch, da sie nie gelernt haben, sich auf Prüfungen vorzubereiten. Sie kennen einfach keine Methoden bzw. wissen gar nicht, wie sie sich für das Lernen strukturieren können. Oft ist ihnen im allgemeinbildenden Schulsystem der Lernstoff zugefallen und sie mussten sich nie speziell für Prüfungen vorbereiten. In der beruflichen Bildung sieht das plötzlich anders aus. Der Lernstoff ist viel mehr und wird auch nicht mehr in der klassischen Fächerstruktur vermittelt. Es geht vor allem im Pflegekontext um handlungsbezogenes Wissen, was in Lernsituationen exemplarisch an beruflichen Handlungen erfasst werden muss. Für viele Lernende ist das völlig neu. Im Fokus steht hier das *Strukturieren von Lernstoff mittels Lernstrategien*. Sie sind Handlungen und Gedanken, die dazu dienen, den Lernprozess direkt oder indirekt zu steuern. Das Wichtigste für Lernende ist allerdings, dass sie die Übersicht über den nötigen Lernstoff behalten. Sie brauchen einen Perspektivblick von oben auf den kompletten Lernstoff, um wieder ein Sicherheitsgefühl zu entwickeln. Sie können selbst den Lernstoff aus einer Lernsituation erfassen und sich an den behandelten Einzelthemen aus dem Unterricht orientieren, das entsprechende Lehrbuch als Orientierungsrahmen nutzen oder sich mit anderen MitschülerInnen austauschen. Anschließend geht es um die Strukturierung der eigenen Lernunterlagen. Hier gibt es eine vielfältige Methodik, von Schlagwortzetteln, über Mind-Maps bis hin zu ausführlichen Lernzetteln. Für jeden Lernanspruch ist etwas dabei. Im Mittelpunkt können Motivationsstrategien stehen. Sie fördern die persönliche Bereitschaft, sich mit dem Lerngegenstand tiefer auseinanderzusetzen und auch dranzubleiben. Sie können das Durchhaltevermögen stärken und erhöhen die individuelle Anstrengungsbereitschaft. Das gelingt beispielsweise durch die Schaffung von kleinschrittigen Erfolgserlebnissen. Durch die Eigenreflexion wird dem Lernenden bewusst, dass er seine Lernziele umgesetzt hat und wenn er 90 Minuten durchgehend gelernt hat, darf er sein gutes Gefühl auch zelebrieren und nicht kleinreden. Auch das »Sich Bemühen« ist ein Antreiber. Lernende sollen sich bewusst machen, wenn sie langweiligen oder schweren Lernstoff gelernt haben, dass sie stolz auf sich sein sollen. Kennen Lernende also ihr Planungsvorgehen bei wichtigen Prüfungen, sind sie beruhigter, können sich gezielter mit ihren Lerngegenständen beschäftigen und ihre Lernzeit deutlich planen. Das verschafft ihnen Entspannung und ein gutes Lerngefühl.

Die Selbstmotivation ist ein weiterer wichtiger Baustein, um zufrieden in den eigenen Lernprozess einzusteigen. Hier ist der *bewusste Perspektivwechsel* eine gute Methode, um Lernenden deutlich zu machen, dass ihre Lernverantwortung nur bei ihnen liegt und bei keinem anderen. Lernende verfolgen fast immer die »Schuldfrage« und erklären sich ihre Demotivation und schlechten Ergebnisse oft mit der Schuld durch andere: der Lehrende, der zu streng ist, die Fragen, die zu unverständlich gestellt wurden, das Prüfungsvorgehen, das vom Praxisanleitenden nicht richtig erklärt wurde, bis zum Wecker, der einfach nicht geklingelt hat. Den Lernenden muss in solchen Situationen bewusst gemacht werden, dass sie ihren Blick von der Umgebung auf sich selbst lenken müssen. Nur sie können ihr Handeln selbst beeinflussen und verändern und nicht die Situation, in der sie sich gerade befinden. Hier kann eine positive Einstellung hilfreich sein, dies bezieht sich aber auch mehr auf die Abhängigkeit von anderen. Es braucht vielmehr das engagierte Denken, um in eine Selbstverantwortung zu kommen. Die Kernfrage des engagierten Denkens ist einfach und doch so schwer: »Was kann ich tun?« Es geht nur um den Lernenden selbst, der sich durch die Frage damit beschäftigt, was er selbst tun kann, um sein Ziel zu erreichen. Es geht also nicht mehr darum, dass z. B. die Fragen der Klausur zu schwer sind, sondern wie der Lernende sich optimaler vorbereiten kann, um eine gute Note zu erzielen. Die Auseinandersetzung mit der eigenen Handlungsfähigkeit setzt den Fokus völlig auf die eigene Antriebsfähigkeit. Es werden Energien aktiviert, die bei Schuldzuweisungen verborgen bleiben. Es verschafft einen positiven Ausblick auf das gesetzte Ziel und lässt den problemorientierten Blick nicht zu. Ein verändertes Denkmuster bewirkt eine bestimmte Selbstmotivation. Es ist nicht die Umwelt, die Lernende demotiviert, sondern ihre eigenen Einstellungen. So ist z. B. Hoffnung eine positive Eigenschaft, die beim Lernen allerdings nur einen passiven Ansatz verfolgt. Viele Lernende hoffen trotz geringer Lernleistung, dass sie die Prüfung bestehen, obwohl sie genau wissen, dass sie viel zu wenig gelernt haben. Die bewusste Entscheidung darf mehr in den Mittelpunkt gerückt werden, dann dadurch greift jeder Lernende aktiv in sein eigenes Handeln ein. In Lernphasen sind Zimmer oder Wohnungen viel geordneter und sauberer als sonst. Das macht wohl deutlich, dass Aufräumen und Putzen in dieser Situation mehr Spaß machen als das Lernen. Auch hier kommt das engagierte Denken zum Tragen. Was kann der Lernende selbst tun? Zeitressourcen aufzeigen, eine andere Person die Wohnung sauber machen lassen und dadurch Zeitressourcen für die Vorbereitung auf die Prüfung nutzen. Oder einfach das Lernsetting motivieren und interessant gestalten, damit man selbst wieder Lust auf den Wissenszuwachs hat. Prüfungen können auch Spaß machen.

5.4.4 Umsetzung

Die Umsetzung der aufgeführten Lösungsimpulse kann nur gelingen, wenn Lernende für sich diese Selbsterkenntnis erreicht haben und in die Handlung kommen wollen. Sie brauchen also einen ersten Antrieb, der erfahrungsgemäß meist von außen kommen muss. Das gelingt, indem Lernenden eine Perspektive aufgezeigt werden kann, was sie erwartet oder wofür sich der Lernaufwand lohnt. Sie brauchen eine positive Ausrichtung, ein anstrebbares Ziel, womit sie sich identifizieren können.

> **Merke**
>
> Durch eine Lernbegleitung kann nur der nötige Rahmen geschaffen werden, das Tun liegt beim Lernenden selbst.

Um wieder motiviert zu lernen, braucht es ein Erfolgserlebnis, was schon die angewendete neue Lernmethode sein kann. Die positive Einstellung verstärkt die Bereitschaft und die Lust auf das Lernen, was an unterschiedlichen Lernorten passiert. Das wird häufig im praktischen Lernort vernachlässigt. Gerade bei der Vorbereitung auf Lernaufgaben im praktischen Berufssetting brauchen Lernende viel mehr eine gute Betreuung als im theoretischen

Bereich. Die pflegerische Praxis, mit ihrem aktuellen Fachkräftemangel, hält diese Unterstützungsmöglichkeiten immer weniger bereit. Der Lernende übernimmt den Druck und Stress und will sich in seine angestrebte berufliche Identität einfinden. Somit bereitet er sich nach der Dienstzeit auf die anstehende Prüfungsform vor, was den Stresslevel auf allen Ebenen maximal erhöht. Um gute und junge Fachkräfte zu generieren, braucht diese Generation eine eindeutige Adaption in den Berufsalltag und den Lernenden müssen individuelle Unterstützungssettings anboten werden, in Form von Mentoringsystemen auf und über alle Ebenen bis hin zu einem klassischen Lernlabor als Rückzugsort im praktischen Alltag. Wenn wir Lernende in ihren gewählten Berufsorten verankern wollen, brauchen sie einen klaren Beziehungsanker, nur so gelingt auch eine gute Motivationsförderung. Der Lernende darf die Lust zum Wissen wieder spüren und muss nicht die Defizite des Personalmangels auffangen. Eine gewisse Ideologieentwicklung sorgt für eine Beständigkeit.

> **Tipp/Empfehlung**
>
> Sorgen Sie dafür, dass Lernende sich wieder wertvoll fühlen, weil sie genau das in der heutigen Ausbildungslandschaft auch sind. Die Motivationsperspektive ist auch ein Stück weit der Berufsstolz. Geben Sie die besonderen Werte des Berufs an Lernende weiter, machen Sie Lust auf mehr und helfen Sie den Lernenden durch ihre Motivationstiefs, oft reicht schon eine einfache Ansprechbar- und Erreichbarkeit. Motivation ist auch wie ein Spiegel: Wenn Lehrende schon gut gelaunt einen Lernanlass mit dem Lernenden beginnen, überträgt sich das automatisch auf das Lernsetting und ist für beide Seiten förderlich.

5.4.5 Dranbleiben

Das »Dranbleiben« ist beim Thema Motivation sicherlich die größte Herausforderung. Hier gilt es, den Fokus auf das Gelingen der Umsetzung von Motivationsstrategien zu legen und dazu gibt es eigentlich nur zwei Bereiche. Der erste liegt natürlich beim Lernenden selbst. Sie brauchen für sich diese Art Selbstüberzeugung und den Selbstwert, um in einen guten Motivationsflow zu kommen. Dieser darf auch mal niedriger sein, sollte aber immer im Blick behalten werden. Die Umsetzung der eigenen Motivationsregeln ist der Dreh- und Angelpunkt beim Dranbleiben.

Der zweite Bereich liegt bei der Umwelt. Wer, was oder wie kann eine Intervention von außen erfolgen, um die Motivationsziele nicht aus dem Blick zu verlieren? Das kann konkret formuliert werden und die Außenwelt übernimmt ihren Anteil dazu. Als Motivationsinstrument kann eine realistische Zeitplanung sinnvoll sein. Als Lernender soll man sich unbedingt an seinen zeitlichen Ressourcen, Konzentrationszeiten und Lernbedingungen orientieren. Es geht nicht darum, was andere als effektive Lernzeit benennen, sondern was für den einzelnen Lernenden als realistisch gilt. Zu welcher Tageszeit bin ich produktiv und kann mich leicht motivieren und wie viel Lernstoff kann ich wirklich in der veranschlagten Zeit schaffen? Das kann nur der Lernende selbst einschätzen. Als Weiteres kann es hier noch sinnvoll sein, zu erfassen, wie in der festgelegten Lernzeit methodisch vorgegangen wird. Soll Lernmaterial erstellt werden (z. B. in Form von Mind-Maps) oder wird an bereits erstellten Lernunterlagen Wissen wiederholt und vertieft? Wenn der Lernende für sich diese zentralen Fragen geklärt hat, fällt es auch einfacher, die Zeit effektiv zu nutzen und sich nicht erst spontan zu überlegen, was genau zu tun ist. Die Herausforderung liegt hier zwischen den Bereichen der Verantwortung für sein eigenes Lernen, dem Vertrauen in sich und seine Lernbereitschaft und sich auch individuell Freiräume zuzugestehen. Es gibt nichts Unproduktiveres als an festgelegten Lernplänen bedingungslos festzuhalten. Vor allem, wenn es zu bestimmten Zeiten mal nicht funktioniert oder andere Geschehnisse präsenter im Leben sind, darf man sich als Lernender auch diese Lernfreiräume zugestehen und Alternativen schaffen.

5.5 Konzentration und Ablenkung

Die Konzentration ist eng mit dem Ablenkungsphänomen verbunden und stellt gerade im Lernkontext eine hohe Herausforderung dar. Ähnlich wie bereits bei der Motivation beschrieben, wird auch dem Faktor der Konzentration eine breite Begründungsebene zugeschrieben. Viele Lernende nutzen Konzentrationsdefizite als Argumentation für ihr unzureichendes Lernvermögen. Das macht deutlich, wie wichtig eine genaue Abgrenzung zu anderen Bereichen ist, um bei der weiteren Bearbeitung effektiv auf Konzentrationsdefizite einzugehen. Konzentration ist erst einmal nichts anderes als eine willentliche Akzentuierung der Aufmerksamkeit auf eine festgeschriebene Handlung. Somit bedeutet es erst einmal nichts anderes, als sich bewusst auf die Handlung des Lernens einzulassen und seine Gedanken wissentlich auf eine einzige Sache auszurichten. Synonym wird von Lernenden berichtet, dass es ihnen schwer fällt, beim eigentlichen Thema zu bleiben, sie lassen sich schnell ablenken und können sich nicht fokussieren. Hypothetisch stellt sich hier ebenfalls die Frage nach der eigentlichen Lernmotivation, die erst einmal als Ursache ausgeschlossen werden sollte. Ein weiterer Einflussfaktor auf die Konzentration ist u. a. der emotionale Zustand des Lernenden. Je positiver und sicherer der Lernende dem Lerngegenstand gegenübersteht, umso konzentrierter ist er. Auch Umgebungsbedingungen wirken sich auf die Konzentration aus. Dazu gehören auch mediale Einflüsse, der Lernort, Mitlernende etc. Begleitfaktoren wie Ernährung, Schlaf, Ruhe etc. nehmen ebenfalls eine wichtige Komponente ein. Geht man als Lernender also konzentriert vor, bedeutet das, dass die auszuführende Handlung kontrolliert werden kann. Eine

Ablenkung wird ausgeschaltet oder ignoriert. Gerade dieses Phänomen fällt vielen Lernenden sehr schwer, da aktuell Ablenkungseinflüsse auf allen Ebenen sehr stark vorhanden sind. Die Ablenkung wird auch häufig als Konzentrationsschwäche benannt. Multitasking bietet ein hohes Potenzial an Ablenkung. Hier laufen mehrere Abläufe gleichzeitig und der Lernende muss sich auf alles gleichermaßen konzentrieren. Das kann vor allem zu Beginn von Lernhandlungen herausfordernd sein, da Multitasking erst einmal erlernt werden muss. Generell bedeutet Ablenkung ein nicht fokussiertes Handeln bezogen auf eine vorgegebene Situation. Oft fehlt eine klare Zieldefinition, durch die man den Bezugsrahmen bewusst steuert.

5.5.1 Problem

Ebenso wie beim Thema Motivation ist auch der Bezug zur Konzentration als übergeordnetes Problem anzusehen. Viele Lernende machen die Konzentrationsdefizite für die unterschiedlichsten Lernanliegen verantwortlich. Geht es aber um die klassische Definition, über eine längere Zeit aufmerksam an einem Lerngegenstand zu arbeiten, wird schnell deutlich, dass doch andere lernbeeinflussende Faktoren verantwortlich sind.

Konzentrationsmangel geht in der Regel mit Symptomen der Hyperaktivität, hohem Bewegungsdrang und schneller Erschöpfung einher. Es lassen sich auch psychische Faktoren als Auslöser benennen, wie Lernmisserfolge, die zu einer kontinuierlichen destruktiven Einstellung führen. Lernende, die immer viel Zeit investieren und unbefriedigende Ergebnisse erzielen, werden zum einen immer demotivierter für weitere Lernprozesse und können sich zum anderen auch immer weniger konzentrieren, da die Grundmotivation nicht mehr vorhanden ist. Entwickelt sich daraus ein verstärkter Leistungsdruck, da bestimmte Ergebnisse erreicht werden müssen (wie z. B. das Bestehen der Abschlussprüfung), ist ein erhöhter Aufmerksamkeitsbezug fast nicht mehr möglich. Lernende verlieren den Überblick, können keine Prioritäten setzen und erleben eine generelle Panik, was ein konzentriertes Lernen unmöglich macht.

Körperliche Auslöser, die sich konzentrationshemmend auswirken, ist u. a. Schlafmangel. Ist man als Lernender nicht wirklich erholt, ist das Konzentrationsvermögen eingeschränkt. Hier wird oft mit koffein- oder zuckerhaltigen Mitteln nachgeholfen, die allerdings nur kurzfristig wirken und keine langandauernde Wirkung zeigen. Seh- und Hörprobleme können auch die Ursache für eine Konzentrationsschwäche sein, da bestimmte Wissensbestände nicht erkannt bzw. nicht gehört und somit verstanden werden. Als weiterer Auslöser sollten auch Wahrnehmungsschwierigkeiten erwähnt werden. Ist z. B. ein AD(H)S der Auslöser für die Probleme, sollte schnellstmöglich eine professionelle Unterstützung zu Rate gezogen werden.

Auch wirken sich äußere Rahmenbedingungen negativ auf eine gute Konzentration aus. Das bedeutet nicht unbedingt, dass eine ruhige, geräuschlose Umgebung konzentrationsfördernd ist, es geht vielmehr um plötzliche und neu wahrzunehmende Reize. Läuft im Hintergrund kontinuierlich Musik, kann das auch für eine angenehme Hintergrundatmosphäre sorgen, in der ein fokussiertes Lernen sehr gut möglich ist. Wird aber unerwartet laute Musik abgespielt, verlagert sich die Aufmerksamkeit auf diesen neuen Impuls und unterbricht ein zielgerichtetes Arbeiten. Das Gleiche gilt für visuelle Reize durch mediale Faktoren, Menschen oder andere Ereignisse.

Stress und Hektik sind allerdings die häufigsten Konzentrationskiller. Gerade in klassischen Lernsituationen kommt es viel zu häufig zu unvorhersehbaren Ablenkungen wie z. B. die Push-Nachricht auf dem Handy, ein Anruf, dringend zu erledigende Dinge, die man im Lauf des Tages vergessen hat, etc. Durch alle diese Faktoren ist eine Priorisierung erschwert. In Lernsituationen, in denen ein unliebsames Thema bearbeitet wird, werden Ablenkungen unbewusst als positiv wahrgenommen, da sie den Lernenden mehr Lust machen.

5.5.2 Anliegen

Ähnlich wie zum Thema Motivation verhält es sich bei der Konzentration. Die Anliegen, die Lernende äußern, sind auch hier eher unkonkret und global. Oft sprechen Lernende davon, dass sie nicht über längere Zeit zielgerichtet an einem Lerngegenstand arbeiten können, sich immer wieder schnell ablenken lassen oder einfach eine Konzentrationsschwäche haben, ohne diese genau definieren zu können.

Vor allem im Praxisfeld macht sich das durch eine fahrige Arbeitsweise bemerkbar. Lernende verlieren den Überblick über die gesamte Pflegesituation und verlieren den Blick auf das Wesentliche. Das wiederum führt zu einer Überlastung im praktischen Arbeitsbereich. Lernende berichten dann eher von einer nicht bewältigbaren Arbeitssituation. Arbeitsabläufe sind enorm schnell, eine Struktur ist nicht vorhanden und sie wissen nicht mehr, was sie zuerst und zuletzt tun sollen. Es entstehen Stress und Zeitdruck, die ein konzentriertes Arbeiten unmöglich machen.

Vor allem wenn in diesen Arbeitsphasen noch Praxisaufgaben oder sogar Prüfungen anstehen, wird die Situation als unausführbar beschrieben. Hier berichten Lernende auch, dass ihnen von Lehrenden ein Konzentrationsdefizit zugesprochen wird. In diesen Situationen findet eine Orientierung an der Handlungsnorm statt, die auf alle Lernenden gleichermaßen übertragen wird. Handeln Lernende aber nicht nach den idealen Vorstellungen, wird ihnen ein Mangel an Konzentration bescheinigt. Diese gehen dann erst einmal davon aus: Wenn Lehrende ihnen das zusprechen, muss das wohl auch so sein. Stress im Rahmen einer Prüfungsvorbereitung, egal ob in der Theorie oder der Praxis, ist demnach eine häufige Ursache für eine gestörte Konzentration. Vor allem wenn bestimmte Prüfungsformate die Abgabe von bearbeiteten Aufgaben beinhalten, erzeugt das einen enormen Zeitdruck. Kurzfristig kann das auch eine Leistungsförderung bedingen, auf Dauer kann der Körper damit nicht optimal umgehen und die Konzentrationsfähigkeit wird nachhaltig gestört.

Weitere Anliegen, die im Rahmen der Konzentration von Lernenden benannt werden, sind situationsbezogen auf Geräuschbelästigungen ausgerichtet. Zum einen geht es viel um unvorhergesehene Laute wie Lärm, starke Begleitgeräusche etc. Auf diese Geräusche wird die Lernkonzentration oft umgeleitet und die Wahrnehmung fokussiert sich nur auf den auditiven Kanal. Zum anderen dreht sich ein Großteil auch um unterrichtliche Störungen, das Quatschen von MitschülerInnen, Ablenkungen etc. Gerade Lernende, die eher eine ruhige Lernatmosphäre für eine gute Konzentration benötigen, formulieren diese Art von Anliegen. Sie fühlen sich durch MitschülerInnen, die kontinuierlich quatschen, abgelenkt und können sich nicht mehr auf das Unterrichtsgeschehen fokussieren. Es handelt sich um die Geräuschkulisse, die durch Sprache entsteht, und natürlich auch um eine gewisse Neugier, was sich die anderen gerade zu erzählen haben. Hier schwingt ein Neuigkeitswert mit, der unbedingt erfasst werden muss. Viele Lernende können in dieser Situation die Ablenkung nicht ignorieren und ein Verfolgen des Unterrichts wird unmöglich.

Die wohl aktuell größte Ablenkung vom Lernen erfolgt über die digitalen Medien in Form von Smartphones, Tablets und Computern. In der Regel formulieren Lernende nicht unbedingt selbst dieses Ablenkungsphänomen, sondern vielmehr die Lehrenden, die diese Ablenkung im Unterricht oder in der Berufspraxis wahrnehmen. Dazu kommt auch der Faktor, dass sie selbst nicht in dieser Generation sozialisiert sind, die Zeit ohne diesen Ablenkungsfaktor noch erlebt haben und glauben, dass die digitale Welt den Hauptfaktor für Ablenkung darstellt.

Generell ist allerdings erst einmal zu sagen, dass er weder gut noch schlecht zu bewerten ist. Es geht vielmehr darum, wie Lernende, die in dieser digitalen Generation sozialisiert sind, mit den Ablenkungsbedingungen umgehen. Inwieweit haben sie gelernt, Nützliches von Unnützlichem zu unterscheiden und lassen sich nicht nur mit Informationen berieseln, sondern setzen digitale Tools auch gezielt ein? Vor allem im Lernkontext besteht hier keine einheitliche Richtung oder Vorgabe, da die Arbeit mit digitalen Medien auch immer mehr verankert und angewendet wird. Das bedingt auch die Form der Selektion. Begeben sich Lernende bewusst auf die Suche nach Wissensbeständen zur Recherche von Wissensbeständen oder sind sie auf Social Media unterwegs, um die aktuellen Geschehnisse auf Instagram zu checken? In dieser Situation ist eine Regelvorgabe auch wenig nützlich, da die junge Generation eine andere Alternative nicht kennt. Es muss vielmehr darum gehen, Konsequenzen abzuleiten und sie selbst in die entsprechende Verantwortung zu nehmen.

Lernende formulieren diese Art der Ablenkung, wie bereits erwähnt, selten eigenständig. Erst auf gezieltes Hinterfragen im Rahmen der Lernbegleitung benennen sie diesen Aspekt selbstständig – häufig mit der Bemerkung, dass sie selbst alles im Griff haben oder sie es gar nicht als so schlimm erachten. Sie können sich nicht mehr in die Lage einer Norm versetzen und abwägen, welcher Zeit-Nutzen-Faktor ein entsprechend normales Maß bedeutet.

5.5 Konzentration und Ablenkung

Beim PC-Gaming ist der Ablenkungsfaktor ein anderer und geschlechterspezifischer zu betrachten. Viel mehr männliche Lernende sind von dieser Art der Ablenkung betroffen und der zeitliche Umfang ist elementar größer. Hinzu kommt auch, das Gaming eher als Hobby betrachtet werden kann und ein Großteil davon am PC zu Hause gespielt wird, da mobile Endgeräte noch nicht die nötige Datenverarbeitung leisten können. Das bedingt oft, das ein Lernen zu Hause erschwert ist, da ein klassisches Gaming viel Zeit in Anspruch nimmt, was häufig auch gar nicht mehr regulierbar ist. Die Lernenden spielen viele Stunden und bemerken auch gar nicht den eigentlichen Zeitfaktor. Die Welt um sie herum wird tatsächlich einfach vergessen – was weitere Stressfaktoren mit sich bringt, wie z. B. ein Schlafdefizit. Dieses überträgt sich auf die Konzentration, die Lernleistung und Belastung am darauffolgenden Tag im Arbeitsfeld der Praxis oder Theorie. Neigen Lernende zu diesem suchtbedingten Ablenkungsverhalten, sollte hier schnellstmöglich eine alternative Strategie gefunden werden.

Sicherlich gibt es weitaus mehr Ablenkungsfaktoren als die hier benannten. Die Ansätze lassen sich sicherlich auf unterschiedliche Ebenen übertragen. Generell lässt sich festhalten, dass die Aufmerksamkeit auf lustvollere Aspekte geleitet wird und auf anderer Ebene eine Dominanz erzeugt. Wir sollten darüber nachdenken, wie sich im pädagogischen Kontext pflegerische Lerngegenstände wieder interessanter gestalten lassen und wie wir die Verantwortungsbereitschaft für diese Lernereignisse an die Lernenden zurückgeben können.

5.5.3 Lösungsideen

Im Folgenden werden Lösungsimpulse zu den häufigsten Anliegen aus dem vorausgegangenen Punkt genauer erläutert. Der Schwerpunkt sollte sein, zusammen mit dem Lernenden klar zu analysieren, inwieweit es sich wirklich um Konzentrationsprobleme handelt oder ob eventuell doch andere Faktoren dazu führen, dass Lernende diese Art von Problemen aufzeigen. Lehrende können sich dabei durch eine *gezielte Fragestellung* die Konzentrationssymptome beschreiben lassen:

- »Wann treten diese auf?«
- »Wie machen sie sich bemerkbar?«
- »Welchen Umfang nehmen sie ein?«
- »Was wurde bereits schon unternommen?«

Je detaillierter Lernende darüber berichten, desto klarer wird das Ausmaß einer Konzentrationsstörung. Ähnlich wie beim Thema Motivation gibt es auch hier nicht die allumfassende Lösung, sondern eine Veränderung muss erlernt und eigenständig umgesetzt werden. Dabei gilt es, unterschiedliche Faktoren mit dem Lernenden abzuklopfen, um eine Perspektive über deren Ausmaß zu bekommen. Dazu gehört beispielsweise der Faktor der inneren und äußeren Ruhe. Anzeichen für eine innere Unruhe sind Gedankenwirrwarr, eine unzureichende Fokussierung auf einen Arbeitsschritt, Angst vor Fehlverhalten und viele mehr. Zur äußeren Unruhe gehören Faktoren wie Unordnung, keine angemessene Lernumgebung, Ablenkung durch weitere Sinneseindrücke und Ähnliches. Hier gilt es vor allem die äußerlichen Faktoren auf die individuellen Bedürfnisse anzupassen, da sich diese relativ leicht verändern lassen. Das heißt, wenn ich keinen Lernplatz habe, kann der Lernende selbst dafür sorgen, seinen Lernort einzurichten und lernunterstützende Dinge zu nutzen, die ihm helfen, sich besser zu konzentrieren.

Dazu gehört auch die *Verringerung des Stresslevels*, allerdings sollte eine Stressanalyse vorausgegangen sein. Es macht keinen Sinn, global zu entscheiden, Stressauslöser zu verringern, wenn dem Lernenden gar nicht klar ist, was genau den höchsten Stress verursacht. Es ist ratsam, zusammen die größten Stressoren auf allen Lernebenen genauer zu betrachten und zu konkretisieren, was beispielsweise im Lernort Praxis oder Theorie Stress auslöst. Oft ist die Arbeitsbelastung im Lernort Praxis sehr hoch und geplante Prüfungsformate sorgen für Unsicherheit beim Lernenden. Eine ruhige Vorbereitung kann fast nicht stattfinden, geschweige denn, dass nötige Fragen und Situationen geklärt werden können. Es muss deutlich werden, dass Lernende zum beruflichen Erlernen in diesem Praxisort sind und somit eine Berechtigung haben, inhaltliche Bezüge zu verstehen, vor allem wenn sie in einem bevorstehenden Prüfungssetting bewertet werden. Diesem hohen Verunsicherungsfaktor kann man beggnen, indem man für klare und ruhige Strukturen sorgt, um ein effektives Lernen im entsprechenden Lernort zu gewährleisten. Es muss auch klar sein, dass Lernende anders belastbar sind als erfahrene Pflegekräfte, die teilweise schon über mehrere Jahre im beruflichen Kontext arbeiten, die Abläufe komplex durchdrungen haben und dadurch auch schnellere Handlungen durchführen können.

Generell kann es auch sinnvoll sein, die *Anstrengungsbereitschaft des Lernenden* zu analysieren. Wie viel ist er bereit, an Anstrengung für einen Lernkontext zu investieren, und wie viel Zeit will er dafür in Anspruch nehmen? Hier kann sich eine gut strukturierte Zeitplanung anschließen, um die Konzentration auf einen Arbeitsschritt zu lenken. In Form eines Monats-, Wochen- oder Tagesplans können exemplarisch die Arbeitsschritte organisiert und somit die zu bearbeitenden Aspekte Schritt für Schritt strukturiert und abgearbeitet werden. Häufig wird bei so einer Zeitübersicht deutlich, womit Lernende ihre Zeit nutzen und wie sie sie noch einmal anders priorisieren können.

Ein *Mentaltraining* in Form von Konzentrationsritualen kann auch sinnvoll sein. Hierbei ist zu beachten, dass Lernende dafür empfänglich sind und ihre Rituale selbst kreieren. Es geht darum, dass Körper und Geist fit für das Lernen gemacht werden. Durch ein gewohntes Ritual wird das Gehirn auf den folgenden Lernprozess eingestimmt und fühlt sich bereit für die anstehende Wissensauseinandersetzung. Diese Rituale können sehr kurz sein, z. B. eine Powermeditation, eine Yogaübung oder eine Bewegungsübung, wie das Jonglieren mit Tüchern oder Ähnliches. Es können aber auch festgelegte Begleitfaktoren sein, wie der gleiche Tee, der nur zum Lernen getrunken wird, ein bestimmter Song, der das Lernen einläutet, oder ein

Konzentrationsspiel, wie 15 Holzsteine zu einem Turm aufzustellen und zu versuchen, dass dieser stehen bleibt. Hier sind der Kreativität keine Grenzen gesetzt und Rituale können individuell nach der Idee und Lust des Lernenden selbst kreiert werden. Begleitend dazu ist es sinnhaft, die Wichtigkeit von viel Sauerstoff, Ausgeschlafen Sein, Trinken und gutem Powerlernfood zu thematisieren. Um konzentriert arbeiten zu können, ist es sinnvoll, unserem Gehirn genau diese Variationen anzubieten, um leistungsfähig zu sein.

Die Ablenkung vom Lernen nimmt mittlerweile einen hohen Stellenwert ein, allen voran das Smartphone. Dieses wirkt sich negativ auf die Arbeitsfähigkeit aus, da es häufig dafür sorgt, dass Arbeitsprozesse durch aufpoppende Nachrichten unterbrochen werden. In der Regel ist es selbstverständlich, dass das Handy, vor allem im praktischen Lernfeld der Pflege, in der Tasche oder im Spind bleibt. Mittlerweile ist das aber für die nachrückende junge Generation keine Selbstverständlichkeit mehr, da das Smartphone für sie zu allen Lebensbereichen dazugehört.

Durch kleine, einfache und logische Regeln lässt sich dem dauerhaften Ablenken etwas Einhalt gebieten. Der erste Schritt ist, alle *akustischen Signale abzustellen*, die die Aufmerksamkeit auf sich ziehen. Es kann zusätzlich hilfreich sein, auch die *Vibrationsfunktion zu deaktivieren*. Push-Mitteilungen können ebenfalls minimiert oder abgestellt werden. Lernende sollten für sich keine Verbote formulieren (»Ich gehe zwei Stunden nicht an mein Handy«), da diese wenig erfolgversprechend sind. Hier können bewusste Alternativen definiert werden, um mit der anstehenden Ruhe ohne Ablenkung den Lernprozess gestalten zu können.

Mittlerweile wird es immer mehr zum Trend, *handylose Phasen* in den Tagesablauf zu integrieren. Ein klares Kommunizieren, ab wann man das Smartphone nicht mehr verwendet und die gewonnene Zeit effektiver nutzt, macht die Erreichbarkeit transparent. Auch können unterschiedliche *Handynutzungs-Apps* hilfreich sein, die Zeit am Smartphone zu strukturieren. Ein weiterer Tipp ist das Nutzen einer altbewährten *Armbanduhr*. Viele Lernende nutzen das Handy zur Zeitbestimmung und jeder Blick verleitet dazu, Nachrichten zu checken oder anderes. Auch beim Nutzen von Smartwatches kann die Verbindung zum Smartphone bewusst ausgestellt werden. Bedenken Sie auch, dass bei längeren Lernphasen das Handy an einem wohlbehüteten Ort *in einem anderen Raum* platziert werden kann, um die eine längere Lernphase ohne Ablenkung genießen zu können. Diese ersten Schritte können ebenso für alle anderen digitalen Varianten angepasst und umgesetzt werden.

> **Tipp/Empfehlung**
>
> Es kann zusammen mit dem Lernenden abgewogen werden, inwieweit ein eventuelles Suchtpotential besteht. Studien belegen, das Mädchen häufiger auf Social Media unterwegs sind und Jungs hingegen mehr Zeit mit PC-Spielen verbringen. Reflektieren Sie die tatsächlichen Nutzungszeiten und zeigen Sie den Lernenden die Folgen einer eintretenden Sucht auf.

Abschließend werden noch generelle Lösungsimpulse zur Konzentrationsförderung und dem Aufschieben aufgezeigt. Dazu gehört zuallererst, die Ablenkung zu erkennen und sie auszuschalten. Auch das kann schon durch einfache Impulse gelingen: Prioritäten setzen, Lernzeiten kommunizieren, störende Mitmenschen ausblenden, Ruhephasen kenntlich machen und viele mehr. Multitasking sollte vermieden werden, da es eine Fokussierung auf das Wesentliche verhindert. Die einzelnen Arbeitsschritte sollen nacheinander abgearbeitet werden, um vor allem Fehler im Lernprozess zu vermeiden. Auch das Planen von Ruhezeiten ist sinnvoll, um wieder konzentriert arbeiten zu können.

Merke

Nutzen Lernende in ihren Pausen das Smartphone oder andere aktive Quellen, die das Gehirn in Aktion versetzen, nutzt diese Art der Pause nichts. Optimal sind Ruhephasen in denen nur geringe Denkprozesse passieren.

Es ist bewiesen, dass Bewegung oder körperliches Training vor Lernherausforderungen den Lernenden dabei unterstützt, sich auf Aufgabenstellungen besser konzentrieren zu können. Der Weg zum Lernort kann alternativ zu Fuß zurückgelegt werden oder es können kleine Powerübungen vor einer Prüfung selbst gemacht werden. Die Durchblutung wird angeregt und sorgt so für eine bessere Sauerstoffversorgung des Organismus. Auch die Energieversorgung des Gehirns sollte nicht unterschätzt werden. Für komplexe Denkleistungen verbraucht es auch mehr Energie. Komplexe Kohlenhydrate sorgen für einen ausgewogenen und langanhaltenden Energieschub und erhöhen somit die Konzentrationsfähigkeit.

Merke

Viele Lernende greifen zu Einfachzuckern wie Traubenzucker, Süßigkeiten oder sogar Energydrinks. Natürlich erreichen sie einen kurzzeitigen Steigerungseffekt, aber die Leistungsbereitschaft fällt umso schneller auch wieder ab. Obst, Gemüse, Körner, Hülsenfrüchte usw. liefern über einen längeren Zeitraum Energie, weil die Glucose langsamer verstoffwechselt wird.

Auch die Perspektive auf sich selbst zu lenken, kann die Konzentration optimieren. Durch Achtsamkeitsübungen können Lernende mehr im Hier und Jetzt verweilen und sich völlig auf die aktuelle Situation oder eine Wunschsituation konzentrieren. Es geht um ein Sich Zurücklehnen und die Gedanken bewusst auf eine Situation zu lenken. Lernende können in sich hineinspüren und diesen Prozess durch bewusste Atemübungen unterstützen.

> **Tipp/Empfehlung**
>
> Achten Sie bei der Atmung darauf, wie Luft in den Körper einströmt und wieder entweicht. Kommen Sie in eine Meditation des Ichs in Kombination mit der Atmung.

Das kann für drei Minuten für ein bewusstes Körpergefühl und eine Fokussierung sorgen und somit die Konzentrationsbereitschaft erhöhen.

5.5.4 Umsetzung

Bei der Umsetzung aller aufgeführten Konzentrationsideen bedarf es der Erkenntnis des Lernenden selbst, dass die gewählten Ansätze zielführend sind. Auch hier geht es um die Ritualisierung und das Durchhalten, denn eine Erkenntnis oder Verbesserung wird sich nicht sofort einstellen, sondern bedarf Zeit. Es geht vielmehr um die mentale Einstellung, die Lernende für sich einnehmen müssen, um ihre Konzentrationsfähigkeit zu verbessern oder zu optimieren. Auch bei der Ablenkung stehen im Rahmen der Umsetzung diese Aspekte im Vordergrund.

Lernende sollen unbedingt in die Umsetzung und Anwendung der vereinbarten Impulse kommen, um selbst die Erfahrung zu machen, dass die gewählte Ausrichtung einen positiven Effekt mit sich bringt. Vor allem zu Beginn kann eine klare Zeitstruktur helfen, sich an Vereinbarungen zu halten. Erinnerungshilfen durch Notizzettel, digitale Meldungen, Eltern oder Freunde führen dazu, dass die neuen Maßnahmen auch angewendet werden. Auch hier nimmt die Selbstverantwortung einen hohen Stellenwert ein. Haben Lernende für sich erkannt, dass sie ihre Konzentrationsfähigkeit verbessern oder die Ablenkung minimieren wollen, kommen sie viel schneller in ihre individuell vereinbarte Umsetzungsstrategie.

Auch das Aufzeigen von ersten und kleinen Erfolgen kann hilfreich sein, damit Lernende weiterhin optimistisch ihre Vereinbarungen umsetzen. Sie selbst nehmen häufig die ersten kleinen Erfolge gar nicht wahr und gerade in der Praxisanleitung lassen sich gut positive Resultate reflektieren, indem aufgezeigt wird, was in der letzten Begleitung weniger geklappt hat und aktuell eine gute Entwicklung nimmt. Um Lernerfolge deutlich zu machen, darf man nicht nur in ganzen Noten argumentieren, sondern kann auch Teilschritte aufzeigen, beispielsweise in Kommabereichen. Auch Bildmaterial lässt sich in allen Variationen nutzen, um erste Lernerfolge zu verdeutlichen.

Die generelle Bestärkung der Anwendung der neuen Lösungsmethoden ist für eine weitere Umsetzung wichtig. Im Rahmen der Lernbegleitung ist es sinnvoll, bei jedem Treffen zusammen mit dem Lernenden zu eruieren, wie und in welcher Form die benannten Methoden angewendet werden und wie sich die Effektivität zeigt. Eine Reflexion der Anwendung bestärkt Lernende in ihrem Tun und in der weiteren Umsetzung.

5.5.5 Dranbleiben

 Lernende brauchen eine positive Konzentrationserfahrung und daher ist die Anwendung der vereinbarten Methoden über eine längere Zeit wichtig und effektiv. Es kann auch sinnvoll sein, Konzentrationserfolge aufzuzeigen, indem sie durch den Lernenden visualisiert werden. Auch das Widerstehen von Ablenkungsversuchen und das damit verbundene Durchhalten macht stolz und darf zelebriert werden. Kleine Belohnungen verstärken dieses Gefühl und sorgen für eine weitere Umsetzung der entwickelten Strategie. Gerade wenn er z. B. die Bildschirmzeit am Smartphone in der ersten Woche schon reduziert hat, ist das ein toller Erfolg für den Lernenden. Auch bei anderen digitalen Medien kann eine Dokumentation der reduzierten Zeit ein gutes Instrument sein, um Erfolge zu verdeutlichen. Manchmal verstärkt auch ein Lernteam aus mehreren Lernenden den Effekt der vereinbarten Methoden, z. B., wenn sich drei Lernende zu einer Gruppe zusammengeschlossen haben und die erreichten Erfolge vergleichen, um sich dadurch weiter anzuspornen. Durch die erhöhte Motivation bleiben Lernende länger am Ball und verspüren Lust bei der Umsetzung.

Tipp/Empfehlung

Bestärken Sie die Lernenden in ihren gewählten Methoden und zeigen Sie positive Entwicklungen auf. Gerade durch Lehrende aller Lernorte erfahren Lernende eine positive Selbstbestätigung, weil sie Vereinbartes einhalten und Wertschätzung erfahren.

5.6 Emotionen in der Praxisanleitung

Die Betrachtung von Emotionen in der Praxisanleitung ist in zweierlei Hinsicht wichtig. Zum einen haben die Emotionen des Lernenden einen direkten Einfluss auf dessen Lernerfolg und sein Lernerleben. Auf der anderen Seite bestimmen die Emotionen zwischen dem Anleitenden und dem Lernenden die Qualität der Beziehung. Um ein tieferes Verständnis für die Bedeutung von Emotionen im Lehr-Lernprozess zu erhalten, ist es sinnvoll, die Theorie zur Emotionsentstehung und -wertung etwas näher zu betrachten. Emotionen an sich werden mit wechselnder Intensität schon seit der griechischen Philosophie erforscht. Seit den 1970er Jahren allerdings ist ein enormes fachübergreifendes Interesse zu verzeichnen, was einen aktuellen Untersuchungshöhepunkt markiert (vgl. Schiewer, 2014, S. 7). Um die Wirkung von Emotionen und Gefühlen auf soziale Interaktionen und Entwicklungsprozesse nachvollziehen zu können, ist es nötig, diese näher zu beleuchten.

> **Definition**
>
> Eine einheitliche Definition des Begriffs »Emotion« ist aufgrund der interdisziplinären Untersuchungsfülle schwer. Breuer und Frot (2012) bieten eine Arbeitsdefinition, die dem Grundton der Literatur entspricht. Sie beschreiben Emotionen als einen Zustand, der Veränderungen in vier Qualitäten bewirkt. Ausdruck wird diesen Qualitäten im *Denken* (Bsp.: Grübeln über Misserfolg), *Fühlen* (physiologische Reaktion), *Erleben* (Bewertung der Situation) und *Wirken* (Verhalten) verliehen (vgl. Breuer & Frot, 2012, S. 36).

Festzustellen ist die Differenzierung der Begrifflichkeiten *Gefühl* und *Emotion*. Gefühle sind eng mit Emotionen verknüpft, stellen aber den bewusst zur Kenntnis genommenen Aspekt des Erlebens und subjektiven Fühlens einer Emotion dar (vgl. Galliker, 2009, S. 16). Die Emotion selbst ist die unbewusste Verarbeitung, Klassifizierung, Interpretation und daran gebundene Bewertung des erlebten Ereignisses (vgl. Hülshoff, 2012, S. 13). Kognition und Emotion unterliegen dabei einer wechselseitigen Abhängigkeit. Stamouli (2014) verweist auf zwei Perspektiven: »[…] einerseits können Kognitionen auf die Entstehung von Emotionen wirken, andererseits nehmen aber auch Emotionen Einfluss auf kognitive Prozesse« (Stamouli, 2014, S. VIII).

Zur deutlicheren Darstellung der Entstehung von Emotionen und dem Verhältnis von Emotion und Kognition zueinander ist eine neurophysiologische Analyse von Emotionen hilfreich. Dabei sind mehrere Gehirnstrukturen beteiligt. Eine wird allerdings als emotionales Zentrum bewertet: das limbische System. Es hat die Funktion, untergeordnete vegetative Vorgänge zu aktivieren, um eine schnellstmögliche Anpassung des Organismus an emotional widergespiegelte Reize zu ermöglichen (vgl. Hülshoff, 2012, S. 32). Der Hirnforscher Antonio Damasio (2003) geht davon aus, dass im limbischen System überwiegend angeborene »Primäremotionen« wie Furcht, Freude, Wut oder Trauer gespeichert sind. Diese liefern dem Individuum auf vorbewusster Ebene das passende Reaktionsmuster, um adäquat (lebenserhaltend) auf äußere oder innere Reize der Umwelt reagieren zu können. Gefühle kommen dabei intuitiv, als den Primäremotionen zugeordnete Empfindungen und körperliche Veränderungen, zum Tragen (Damasio, 2003, S. 74f.).

Speziell für die vegetativen Reaktionen verantwortlich ist die im limbischen System liegende Amygdala. Diese zwei als Mandelkerne bezeichneten Strukturen beschreiben den Sitz der Primäremotionen. Dort werden emotional »markierte« Erinnerungen und Erfahrungen gespeichert. Diese Struktur wird auch als »emotionaler Wächter« bezeichnet. Hinzu kommt die Aktivität des Nucleus Accumbens, der als mesolimbisches Belohnungssystem an der Verarbeitung positiver Emotionen beteiligt ist und entsprechende Neurotransmitter aktiviert. Von dort aus werden Impulse zum Hypothalamus und zur Hypophyse weitergeleitet. Noch vor Bewusstwerden der Emotion werden somit vegetative Begleiterscheinungen ausgelöst. Erst dann wird die Großhirnrinde aktiviert, das Gefühl bewusst wahrgenommen und eine entsprechende Handlung eingeleitet. Reisyan (2013) verweist auf die Erkenntnisse des Neurowissenschaftlers Joseph LeDoux, dass speziell der Präfrontalkortex (Struktur der Großhirnrinde, als »Arbeitsgedächtnis« bezeichnet) vorübergehend sachliche Gedächtnisinhalte speichert und sie (unter Mitwirkung des Hippocampus) mit emotionalen Stimuli und Informationen weiterer Hirnareale verknüpft (vgl. Reisyan, 2013, S. 185).

Der Hippocampus ist eine entscheidende Struktur beim Weiterleiten von Gedächtnisinhalten aus dem Kurzzeit- in das Langzeitgedächtnis. Amygdala und Nucleus Accumbens stehen in wechselseitiger Verbindung zum Hippocampus und zum Präfrontalen Cortex. Damit bestätigt sich die Wechselwirkung von Emotionen, Erinnerungen und Handlungen (vgl. Reisyan, 2013, S. 185). Dieser Wechselwirkung liegen auch emotionale »Markierungen« von Erfahrungen bzw. Gedächtnisinhalten zugrunde. Bei gleichen oder ähnlichen Erfahrungen werden diese mit deren emotionaler »Markierung« abgeglichen und emotional verfestigte Muster aktiviert (vgl. Reisyan, 2013, S. 185). Schüßler (2008) verweist auf die Erkenntnisse des Berner Psychiaters Luc Ciompi. Demnach sind kognitive Strukturen letztlich von Affekten eingefärbt und kommen in »Fühl-Denk-Verhaltensprogrammen« bzw. emotionalen Schemata zum Tragen. Diese Schemata verwachsen im Laufe der Zeit zu immer festeren Wertsystemen, die situationsbezogen als Handlungs- und Entscheidungsbasis dienen (vgl. Schüßler, 2008, S. 189 f.).

Ciompi beschreibt ein weiteres für die Affektlogik entscheidendes Phänomen: das der Neuroplastizität des Gehirns. Demnach werden neuronale Verbindungen durchgängiger, je häufiger sie genutzt werden (vgl. Ciompi, 2005, S. 56). Das Gehirn ermöglicht also eine dauerhaft neuronale Adaption an Veränderungen, es ist somit lernfähig. Goleman, Boyatzis und McKee (2007) machen auf ein weiteres Phänomen aufmerksam. Sie bezeichnen das limbische System als »offene Schleife«. Sie liefern Belege, die auf die Fähigkeit der externen emotionalen Regulation dieses Systems verweisen.

> »Der Aufbau unseres limbischen Systems als offene Schleife bringt es mit sich, dass andere Menschen unsere Physiologie verändern können – und damit auch unsere Emotionen« (Goleman et al., 2007, S. 24).

Diese neurophysiologischen Befunde machen die allgegenwärtige Wirkung von Emotionen deutlich. Zusammenfassend können folgende Schlussfolgerungen gezogen werden:

- Emotional verknüpfte Inhalte (Erinnerungen und Handlungen) werden tiefer abgespeichert und können besser abgerufen werden.

- Emotionen wirken auf unbewusster Ebene, aber sie wirken.
- Emotionen sind ansteckend.
- Intensive Emotionen führen uns zu archaischen Reaktionsmustern, gezielte Handlungsplanung ist dann schwer möglich.

5.6.1 Emotionen aus (emotions-)konstruktivistischer Sicht

Der emotionale Konstruktivismus als Erkenntnistheorie knüpft an die Befunde der neurobiologischen Forschungen an. Emotionen werden demnach entsprechend der zum Teil schon kindlich geprägten »Primärkonstruktionen« viabel erlebt und verfestigt. Sie färben den Blick entsprechend dieser gelernten Konstruktionen. Diese grundlegenden emotionalen Muster verfestigen sich und werden als *Maschengefühle* bezeichnet. Diese manifestieren sich im Gefühlskörper, der das emotionale Gerüst darstellt. Innerhalb der im Gefühlskörper als erfahren angelegten Emotionen agieren wir sicher und verlässlich entsprechend des bewährten Musters (vgl. Arnold, 2012, S. 12 f.).

Diese »antiquierten« Emotionen legen sich über unser Erleben wie farbige Brillen, sodass Situationen stets in gefärbter Nuance wahrgenommen und interpretiert werden (vgl. Arnold, 2012, S. 64–66). Bereits früh aufgetretene Erlebens- und Erfahrenssituationen bilden bei wiederkehrendem Auftreten generalisierte Interaktionserfahrungen. Diese stellen eine ständig präsente Verbindung zur Vergangenheit her und lassen neu Erlebtes mit vertrautem Unterton erscheinen. Bewertet wird dann entsprechend der festgelegten kognitiven und emotionalen Muster. »Antiquierte« Emotionen werden dementsprechend fortlaufend mit neuem Leben gefüllt und am Leben erhalten (vgl. Arnold, 2012, S. 67–70). Beleuchtet wird eine Situation immer aus der bereits bekannten Wahrnehmungsperspektive heraus. Ergänzt wird sie durch bekannte Gefühle und damit verbundene körperliche Auswirkungen. Je tiefer das Gefühl verfestigt ist, umso stärker werden Denken, Fühlen und Handeln danach ausgerichtet (vgl. Arnold, 2012, S. 72–76).

Emotionen sind proaktiv. Dieser Grundsatz folgt der Annahme, dass Emotionen nicht als Reaktion auf ein Verhalten vom Gegenüber entstehen. Sie werden bereits durch Beobachtung des Gegenübers und einer daran geknüpften Erwartungshaltung, entsprechend der eigens konstruierten Wirklichkeit, produziert. Die Situationsbeurteilung kann somit im Sinne eines »Selffulfilling Feelings« vorgefärbt sein (Arnold, 2012, S. 81–85). Somit bestimmen Emotionen unsere Wahrnehmung und drücken sich in einer emotionalen Grundtendenz des »Sich-in-der-Welt-Fühlens« aus (vgl. Arnold, 2012, S. 85–88). Die Verstärkung selbstreflexiver Fähigkeiten soll dabei helfen, sich der Tatsache der Konstruktion einer eigenen Wirklichkeit bewusst zu werden und dann Rückschlüsse auf das eigene Führungshandeln zu ziehen. Gieseke (2009) sieht den »[…] Faktor Emotion, als regulierendes, strukturierendes Moment für individuelle Veränderungen, für ergänzenden Wissenserwerb und für Umstellungen im Handeln und Denken […]« (Gieseke, 2009, S. 13). Sie trifft damit eine Aussage zu Emotionen in Lern-

und Veränderungskontexten. Emotionsbedingte Erlebenszustände lassen sich also als solches erkennen und transformieren, bleiben aber als »körperlich-seelische Energie« bestehen (Gieseke, 2012, S. 584). Somit sind emotionale Auswirkungen auf das Handeln regulier- und veränderbar, was besonders in persönlichkeitsbezogenen Lernprozessen von Bedeutung ist.

5.6.2 Der Praxisanleiter als Führender in der pädagogischen Beziehung

Es existiert eine Fülle von Publikationen verschiedener Wissenschaftsdisziplinen, die sich mit der Analyse und dem Ent- und Verwerfen von Führungskonzepten auseinandersetzt. Eine Definition des Begriffes ist daher schwer und immer in Korrelation zum jeweiligen Führungsideal und zur jeweiligen Strömung zu verstehen. Was man aber allen Definitionen entnehmen kann und somit als übergeordnete Aufgabe von Führung gewertet werden kann, sind die Punkte *Interaktion, Einflussnahme und Zielorientierung*, die auch die Kernelemente pädagogischer Begleitung darstellen.

Die Entwicklung von Modellen und Konzepten zur Führung bildet ein Führungsverständnis der 50er Jahre ab, andauernd bis in die beginnenden 80er Jahre, das überwiegend Persönlichkeitsmerkmale als Indikatoren guter Führung festlegte. Diese Eigenschaftstheorien stellen physische, psychische und geistige Fähigkeiten der Führungsperson in den Vordergrund, vernachlässigen aber einen systemspezifischen Blick (vgl. Hoefert, 2007, S. 43). Nach und nach wurden Führungsmodelle aktuell, die den wirtschaftlichen Aspekt in den Vordergrund stellten, das klassische »Management by Objectives«. Gute Führung äußerte sich anhand von entsprechend positiven Zahlen, Fakten und Bilanzen. Demnach gab es eine Fülle von Theorien, die sich Effizienzsteigerung zum Ziel gemacht hatten. In den 90er Jahren wurden Modelle vorgestellt, die den Leitgedanken der kooperativen Teamarbeit verkörpern. Den MitarbeiterInnen wurde eine größere Bedeutung beim Erreichen der nach wie vor erfolgsorientierten Ziele zugeschrieben, kulturelle und politische Veränderungen beschreiben einen dynamischen Wandel.

Ein Modell, welches den Anforderungen des veränderten Führungsparadigmas auch auf emotionaler Ebene gerecht wird, ist das der »Emotionalen Führung« von Goleman, Boyatzis und McKee (2007). Golemans Idee von emotionaler Intelligenz als Determinante für emotionale Führung knüpft an das Modell der »Intrapersonalen und Interpersonalen Intelligenz« von Gardner (1983) an. Er nimmt Abstand vom klassischen, kognitionsgeprägten Begriff des Intelligenzquotienten, da er als unveränderbare genetische Vorgabe festgelegt ist und keine Aussagekraft über soziale Erfolge und Misserfolge liefert. Sein Verständnis emotionaler Intelligenz wird um Fähigkeiten wie Selbstbeherrschung, Eifer, Selbstmotivation und Beharrlichkeit ergänzt (vgl. Goleman, 1997, S. 12). Erfolgreich im sozialen Kontext agieren zu können, wird dabei als wesentliche erlernbare Fähigkeit bewertet. Je höher die emotionale Intelligenz, desto höher auch die emotionale Kompetenz im Führungsverhalten.

Anknüpfend an Salovey und Meyer (1990) beschreiben Goleman et al. (2007) in ihrem Führungsmodell vier Grundpfeiler emotionaler Intelligenz, die nochmal unterteilt werden in persönliche und soziale Kompetenzen und damit verbundene Fähigkeiten (▶ Tab. 2). Sie verweisen darauf, »dass effektive Führungskräfte meist über mindestens eine Kompetenz in jeder der vier Domänen Emotionaler Intelligenz verfügen« (Goleman et al., 2007, S. 62).

Tab. 2: Domänen emotionaler Intelligenz nach Goleman et al. (vgl. Goleman et al., 2007, S. 61)

Persönliche Kompetenzen	
Selbstwahrnehmung	Selbstmanagement
• Selbstreflexion des emotionalen Bewusstseins – eigene Gefühle wahrnehmen, verstehen und Auswirkung erkennen • zutreffende Selbsteinschätzung – eigene Stärken und Grenzen erkennen • Selbstvertrauen – den eigenen Wert kennen	• emotionale Selbstkontrolle – negative Gefühle und Impulse kontrollieren können • Transparenz schaffen – Vertrauenswürdigkeit, Integrität • Anpassungsfähigkeit – Situationsorientierung und Fähigkeit, Hindernisse zu überwinden • Leistungsantrieb • Bereitschaft zur Initiative – aktiv Gelegenheiten nutzen • Optimismus – das Positive in Situationen erkennen

Soziale Kompetenzen	
Soziales Bewusstsein	Beziehungsmanagement
• Empathie – Wahrnehmen, Verstehen, und echtes Interesse an Emotionen des Gegenübers • Organisationsbewusstsein – Strukturen, Interessen und Regeln eines Unternehmens erkennen und annehmen • Serviceorientierung – Bedürfnisse von MitarbeiterInnen, KundInnen oder KlientInnen erkennen und erfüllen	• inspirierende Führung – mit Vision lenken und überzeugen • Einfluss – Spektrum an überzeugungsfähigen Taktiken und Methoden • Entwicklung fördern – gezielte Unterstützung zur Verbesserung der Fähigkeiten anderer • Veränderungskatalysator – Change-Prozesse initiieren, managen und lenken • Konfliktmanagement – Konflikte, Probleme konstruktiv lösen können • Bindungen aufbauen und halten – erfolgreiches Vernetzen • Teamwork/Kooperation – erfolgreiche Zusammenarbeit gestalten

Grundpfeiler der emotionalen Intelligenz ist die Fähigkeit zur *Selbstwahrnehmung*, die als »tiefes Verständnis für die eigenen Emotionen – ebenso wie für die eigenen Stärken und Schwächen, Werte und Motive« (Goleman et al., 2007, S. 62) definiert und an anderer Stelle auch um das Wissen der

Auswirkungen der eigenen Emotionen ergänzt wird. Dabei stellen die Autoren die essentielle Bedeutung selbstreflexiver Fähigkeiten, als Voraussetzung für überlegtes, authentisches, aber auch intuitiv geleitetes Handeln, in den Vordergrund. Erst wenn die eigenen Emotionen wahrgenommen und erspürt werden können, können sie bewusster gelebt und gelenkt werden. Selbstreflexion meint damit, einen distanzierten, sensiblen Blick für das eigene Denken, Fühlen und Handeln zu erlernen und darüber hinaus die eigenen emotionalen Richtungen und Verfärbungen zu beleuchten.

Diese zweite Komponente wird als *Selbstmanagement* bezeichnet und beinhaltet die Aspekte der Selbstregulierung und Selbstkontrolle. PraxisanleiterInnen mit hoher emotionaler Intelligenz reagieren nicht unbeherrscht und impulsgesteuert auf Gefühle, sondern sind dazu in der Lage, auch negativ bewertete Gefühle konstruktiv umzudeuten. Somit können Menschen mit einem guten Selbstmanagement Krisen und Konflikte emotional ausgeglichen bewältigen und zielorientiert arbeiten.

Die dritte Komponente beschäftigt sich mit dem sozialen Bewusstsein. Als wesentliches Element emotionaler Kompetenz wird dabei die *Empathiefähigkeit* gewertet. Empathie meint das aufrichtige Auseinandersetzen mit den Gefühlen von einzelnen Lernenden oder von ganzen Gruppen: sie wahrzunehmen, zu erspüren, zu verstehen, zu deuten, also entschlüsseln zu können. Das setzt allerdings die oben beschriebene Selbstwahrnehmung und Auseinandersetzung mit den eigenen Gefühlen voraus. Nur, wer Zugang zu den eigenen Emotionen hat, ist in der Lage, die anderer Menschen zu erkennen.

Die drei Aspekte *Selbstwahrnehmung*, *Selbstmanagement* und *Empathie* bilden das Grundgerüst für das Beziehungsmanagement. Es beschreibt den bindungsstiftenden Aspekt der emotionalen Intelligenz. Demnach haben PraxisanleiterInnen mit hoher emotionaler Intelligenz die Fähigkeit, auf Emotionen anderer konstruktiv zu reagieren und sie einzusetzen. Sie können Resonanz erzeugen und Lernende mit einer authentisch gelebten, wertgebundenen Vision überzeugen (vgl. Goleman et al., 2007, S. 76–78). Der Begriff der »Resonanz« ist ursprünglich dem musikalischen Bereich entnommen und beschreibt eine Art synchrones Mitschwingen, das auftritt, »wenn zwei Leute emotional dieselbe Wellenlänge haben« (Goleman et al., 2007, S. 40). Resonanz erzeugende Gefühle können einerseits positiv motivierende Gefühle wie Begeisterung und Leidenschaft sein. Andererseits können Resonanz erzeugende Praxisanleitende auch negativ bewertete Stimmungen einer Gruppe erkennen und ihnen dennoch in positiven emotionalen Botschaften Ausdruck verleihen.

Der gegenteilige Klangeffekt, das Zusammenstoßen zweier Klänge, wird in der Musik als »Dissonanz« bezeichnet. Dissonante Praxisanleitende erzeugen eine emotionale Disharmonie und Disstress. Körperliche und emotionale Distanz und Verlust der Motivation können Auswirkungen sein (vgl. Goleman et al., 2007, S. 39–44). Tabelle 3 stellt die zwei Führungstypen mit den jeweiligen von Goleman et al. (2007) benannten Führungsstilen und die von ihnen ausgelösten Gefühle gegenüber (▶ Tab. 3). Die Führungstypen sollen in diesem Rahmen nicht näher beschrieben werden. Es soll lediglich deutlich werden, dass der Führungstyp einen direkten Einfluss auf die

Empfindungen der Lernenden und darüber hinaus indirekten Einfluss auf ihre Lernbereitschaft und Lernfähigkeit hat.

> **Merke**
>
> Die Führungsstile sind situationsabhängig und flexibel anzuwenden und nicht als starres Gebilde zu sehen. Entsprechend der Situation können auch, wohl dosiert und selten genutzt, die dissonanten Führungsstile erfolgreich eingesetzt werden.

Dissonante Führung *Führungsstil: fordernd befehlend*	Resonante Führung *Führungsstil: visionär, gefühlsorientiert, coachend demokratisch*
• Desinteresse/Motivationsverlust • Widerstand • Feindseligkeit • Wut • Angst • Gereiztheit • Überempfindlichkeit • Kränkung • Enttäuschung • Ärger • Disstress	• Optimismus • Inspiration • Leidenschaft • Begeisterung • Enthusiasmus • Vertrauen • Wohlbefinden • Zusammengehörigkeit • Fairness • Kreativität • Offenheit

Tab. 3: Führungstypen und auslösende Gefühle (nach Goleman et al., 2007)

Neurophysiologische Erkenntnisse weisen darauf hin, dass die »offene Schleife« des limbischen Systems für diesen emotionssynchronisierenden Effekt verantwortlich ist. Demnach breiten sich Emotionen und körperliche Parameter kollektiv aus, ohne dass lernbezogene Problemsituationen darauf Einfluss hätten (vgl. Goleman et al., 2007, S. 22–25).

Bleibt die Frage, wie Praxisanleitende diese Erkenntnisse in der Praxis nutzen und ihre emotionale Führungskompetenz erhöhen können? Goleman et al. (2007) liefern die dem gängigen erwachsenenpädagogischen Tenor entsprechende Antwort:

> »Die emotionale Intelligenz eines Menschen zu erhöhen ist nur möglich, wenn er den aufrichtigen Wunsch dazu hat und seine Bemühungen darauf konzentriert« (Goleman et al., 2007, S. 138).

Jeder begleitete Lernprozess bietet demnach die Chance, sich und den eigenen Führungsstil in der Praxisanleitung zu hinterfragen und als Veränderungschance zu nutzen.

5.6.3 Lernende und ihr emotionales Erleben

Anliegen, mit denen Lernende in das Lerncoaching kommen, sind häufig emotionaler Ursache. Allen voran ist die Angst, innerhalb von Prüfungssituationen zu versagen, einen Blackout zu erleiden und damit sein Wissen nicht abrufen und seine Fähigkeiten nicht präsentieren zu können. Viele Lernende erleben die Emotion *Angst* im Prüfungszusammenhang. In geringer Intensität erlebt, hat Angst eine positive Funktion. Sie hilft dabei sich zu fokussieren, zu konzentrieren und leistungsfähig zu sein. Steigt die Intensität der erlebten Angst allerdings weiter an, wird die Verbindung von Amygdala zum Präfrontalen Cortex unterbrochen und damit ist es dem Lernenden nicht mehr möglich, sein Handeln gezielt zu planen und zu überdenken. Das Hirn greift dann auf archaisch geprägte, fest definierte Reaktionsmuster zurück, welche ein rasches Handeln garantieren und damit den Schutz eines Menschen sicherstellen. Beim Lernenden kann sich so der Wunsch ergeben, die Situation zu verlassen. Emotionstheoretisch handelt es sich dabei um die Handlungstendenz der Flucht. Diese Fluchttendenzen können im Extremfall dazu führen, dass Lernende angstauslösende Anleitungs- und Prüfungssituationen meiden und nicht antreten. Es könnte aber auch möglich sein, dass Lernende tatsächlich weniger kompetent auftreten als in Situationen, in denen sie nicht beobachtet werden. Zusätzlich ist die aufkommende Angst vor Prüfungs- und Beobachtungssituationen auch weit im Voraus belastend und kann zu hohem psychosozialem Stress führen. Dieser kann dann in einer Art Teufelskreis zu Konzentrationsstörungen, erhöter Anspannung und Schlafstörungen führen, was wiederum negative Auswirkungen auf die Lernfähigkeit hat. Ziel der Begleitung von Lernenden, die Ängste angeben, ist es also herauszufinden, ob die Angst eine handlungseinschränkende Intensität hat, und dem Lernenden ggf. dabei zu helfen, die Emotion so zu regulieren, dass er sich der angstauslösenden Situation selbstbestimmt und kompetent stellen kann, damit sein persönliches Ziel des Ausbildungsabschlusses nicht in Gefahr ist.

Um ihn dahingehend zu unterstützen, ist es in einem ersten Schritt nötig, die vier Emotionsqualitäten nach Breuer und Frot (2012) *Denken, Fühlen, Erleben und Wirken* zu erfragen. In einem Gespräch in ungestörter Atmosphäre kann man den Lernenden mit gezielten Fragestellungen bei der emotionalen Reflexion unterstützen. So könnten Fragestellung zum Erfassen des *Erlebens* lauten:

- »Wie geht es dir?«
- »Wie würdest du deine jetzige Situation mit einem Wort beschreiben?« oder
- »Wenn du deiner Freundin am Abend erzählst, wie du dich heute gefühlt hast, was würdest du dann sagen?«

Um die *physiologische Auswirkung* der Emotion zu erfassen, ist folgende Fragestellung geeignet:

- »Ist dein Unbehagen in Bezug auf die Prüfung auch körperlich spürbar? Wenn ja, wie und wo?« oder
- »Hast du mit Gedanken an die Prüfung körperliche Reaktionen bei dir wahrgenommen?«

Die *Kognition* erfragen Sie am besten, indem Sie den Lernenden direkt fragen, welche »Gedanken ihm durch den Kopf gehen, wenn er an die Prüfung denkt«. Auch die *Handlungstendenz* ist einfach mit der Frage »Wenn du an die Prüfung denkst, was würdest du dann am allerliebsten tun?« zu erfassen. Eine mögliche Kategorisierung der Emotion Angst und beispielhafte Antworten der Lernenden finden sich im unteren Kasten.

Emotionsqualitäten der Emotion Angst

Erleben

- schlimm
- furchtbar
- schrecklich

Physiologie

- Erhöhung der Herzfrequenz
- Erhöhung des Blutdrucks
- bessere Durchblutung der Muskulatur
- gerötetes Gesicht

Kognition

- »Oh nein!«
- »Ich schaffe das nicht.«
- »Ich bin zu dumm.«
- »Ich kann das nicht.«
- »Ich werde versagen.«
- »Ich werde eine schlechte Note bekommen.«

Handlung

- weglaufen (Flight), nicht zur Prüfung antreten
- sich der Gefahr stellen
- (Fight), Prüfung als Herausforderung betrachten
- versuchen, unentdeckt zu bleiben (Freeze), sehr standardisierter und geplanter Prüfungsverlauf

---

Im nächsten Schritt sollten Sie im Gespräch herausarbeiten, wie ausgeprägt die Angst ist. Dazu eignet sich eine Skala von 1 bis 10, auf der der Lernende seine Angstintensität festlegt. Wichtig ist es zu erfragen, unter welcher Intensität von Angst sich der Lernende in der Lage fühlen würde, die Prüfung sicher zu absolvieren. Damit ermitteln Sie das anvisierte Ziel. Unrealistisch und zusätzlich wenig hilfreich ist es, völlig angstfrei in die Prüfung zu gehen. Benennen Sie gern hier die positiven Eigenschaften der Angst in Prüfungssituationen.

Nun können Sie gemeinsam ermitteln, welche Regulationsstrategien dem Lernenden helfen können. Es empfiehlt sich an dieser Stelle den Vergleich zu bereits erfolgreich absolvierten Prüfungen herzustellen und mit dem Lernenden gemeinsam herauszuarbeiten, was ihm bei anderen Prüfungen gut geholfen hat. Damit bekommen Sie einen ersten Überblick über etablierte Regulationsstrategien des Lernenden.

Tipp/Empfehlung

Mitunter benennen die Lernenden dysfunktionales, also eher gesundheitsschädliches Verhalten wie starker Zigaretten- oder Alkoholkonsum oder gar den Griff zur medikamentös unterstützten Beruhigung als Regulationsstrategien. Eine angemessene Reaktion auf solche Aussagen ist das Aufzeigen der sich ergebenden Gefahr, dem hohen Abhängigkeitspotential.

Angstauslösende Situationen sind vielfältig und im Leben immer wiederkehrend. Es sollten also gesunde Regulationsstrategien gefunden werden. Dazu können Sie besprechen, welche der vier Emotionsqualitäten für den Lernenden am deutlichsten zu spüren ist. Manche Lernende können ihre Gedanken kaum auf etwas anderes lenken und andere Lernende leiden schier unter den körperlichen Auswirkungen ihrer Angst. Dann empfiehlt es sich, eine Regulationsstrategie vorzuschlagen, die sich auch auf diese Emotionsqualität bezieht. Besprechen Sie mit dem Lernenden, was er davon am liebsten ausprobieren würde. Wichtig ist, dass der Lernende eine Entscheidung trifft, die sich für ihn gut anfühlt. Im unteren Kasten sind beispielhafte Regulationsstrategien, bezogen auf die vier Qualitäten, aufgeführt.

Tipp/Empfehlung

Lernende mit bestehender Prüfungsangst sollten im Idealfall bereits sechs Monate vor der Prüfung mit dem Einüben der gewählten Regulationsstrategien beginnen, damit eine neuronale Verknüpfung angebahnt werden kann und die Regulationsstrategie auch in Stresssituationen abrufbar ist.

Eine weitere Möglichkeit, Lernende mit Prüfungsangst zu unterstützen, ist die Simulation der angstauslösenden Situation. Im Idealfall simulieren Sie die Prüfung so realitätsnah wie möglich. Es kann der Tag vom morgendlichen Aufstehen bis zum Ende der Prüfung simuliert werden. Dabei kann der Lernende bereits überlegen, wie er den Prüfungsmorgen gestalten will – ob er frühstücken möchte, was er anziehen möchte, ob er allein zur Prüfung gehen möchte oder lieber in Begleitung. Diese Überlegungen helfen dem Lernenden, sich bewusst in die angstauslösende Situation zu begeben und sie anzunehmen.

Bei der Simulation der Prüfungsdurchführung können Sie herausarbeiten, was den Lernenden im PatientInnenzimmer gut unterstützen kann. Hier können Absprachen zu Ihrer Position im Raum, zum Kommunikationsverhalten zwischen den Lehrenden und zwischen Lehrenden und Lernendem getroffen werden. Sie können Ihr Auftreten innerhalb der Prüfungssimulation mit dem Lernenden reflektieren und erläutern. So kann verunsicherndes Verhalten von Lehrenden für diesen Lernenden minimiert werden. Der Lernende erhält so die Möglichkeit, seine Präsenz in der Prüfung kennenzulernen und spielerisch zu verändern. Die Simulation sollte bei ausgeprägten Ängsten zu Beginn in Teilschritten durchgeführt und nach und nach an den tatsächlichen Prüfungsverlauf angepasst werden.

> **Maßnahmen zur Emotionsregulation**
>
> Erleben
>
> - positive Erlebnisse schaffen
>   - Familie/Freunde treffen
>   - Haustier als Kraftspender
>   - Kinobesuch
>   - Wandern in der Natur
>   - Restaurantbesuch
>   - …
>
> Physiologie
>
> - Yoga
> - Entspannungsübungen
> - Progressive Muskelrelaxation nach Jacobsen
> - Autogenes Training
> - Fokusing
> - Imagination (z. B. Traumreisen)
> - Sport
>
> Kognition
>
> - entgegengesetztes Denken
> - Achtsamkeit, um negatives Denken und Bewerten zu reduzieren

- Vogelperspektive einnehmen, um Situation mit Distanz zu sehen
  - »Was würde mein bester Freund/guter Kollege jetzt denken?«
- Gedanken positiv umformulieren

Handlung

- entgegengesetztes Handeln, sich der Emotion in einer Simulation stellen
- die Situation kurz verlassen, bis die Emotion abgeflacht ist

Literatur

Arnold, R. (2012). *Seit wann haben Sie das? Grundlinien eines Emotionalen Konstruktivismus*. 2., unveränderte Aufl. Heidelberg: Carl-Auer.

Breuer, J.P. & Frot, P. (2012). *Das emotionale Unternehmen. Mental starke Organisationen entwickeln. Emotionale Viren aufspüren und behandeln*. 2. Aufl. Wiesbaden: Springer Gabler.

Ciompi, L. (2005). *Die emotionalen Grundlagen des Denkens. Entwurf einer fraktalen Affektlogik*. 3. Aufl. Göttingen: Vandenhoeck & Ruprecht.

Damasio, A.R. (2003). *Der Spinoza-Effekt. Wie Gefühle unser Leben bestimmen*. München: List.

Galliker, M. (2009). *Psychologie der Gefühle und Bedürfnisse. Theorie, Erfahrung, Kompetenzen*. Stuttgart: Kohlhammer.

Gardner, H. (1983). *Frames of Mind: The Theory of Multiple Intelligences*. New York: Basic Books.

Goleman, D. (1997). *Emotionale Intelligenz*. Ungekürzte Ausgabe. München: dtv.

Goleman, D., Boyatzis, R., McKee, A. (2007). *Emotionale Führung*. 4. Aufl. Berlin: Ullstein.

Hülshoff, T. (2012). *Emotionen. Eine Einführung für beratende, therapeutische, pädagogische und soziale Berufe*. 4., aktualisierte Aufl. München: Ernst Reinhardt.

Reisyan, G.D. (2013). *Neuro-Organisationskultur. Moderne Führung orientiert an Hirn- und Emotionsforschung*. Berlin, Heidelberg: Springer Gabler.

Schiewer, G.L. (2014). *Studienbuch Emotionsforschung. Theorien – Anwendungsfelder – Perspektiven*. Darmstadt: WBG.

Schüßler, I. (2008). *Die emotionalen Grundlagen nachhaltigen Lernens – theoretische und empirische Erkenntnisse*. In: Arnold, R. & Holzapfel, G. (Hrsg.) *Emotionen und Lernen. Die vergessenen Gefühle in der (Erwachsenen-)Pädagogik* (S. 183–214). Baltmannsweiler: Schneider Hohengehren.

Stamouli, E. (2014). *Emotionale Kompetenz als Bestandteil beruflichen Handelns*. Hamburg: Dr. Kovač.

6   Zukunftsvision und Ausblick

Zukunftsperspektivisch ist klar festzuhalten, dass alle Praxisanleitenden ein tiefes Verständnis vom Lernen und der Unterstützung des Lernprozesses haben sollten. Dieses Wissen ist bei Lehrenden im Lernort der Theorie durch ihr absolviertes Studium vorhanden und leichter auf das klassische Lernsetting zu übertragen. Im Arbeitsort Praxis hat die Anwendung dieses Wissens eine viel höhere Bedeutung, da sich Lernende in der beruflichen Handlung direkt befinden und direkt Lernwissen anwenden müssen. Gelingt ihnen das nicht, muss unbedingt eine effektive Begleitung durch die Praxisanleitenden erfolgen. Hingegen finden im Lernort Theorie immer berufsbezogene, konstruierte Lernsituationen statt, die durch den Lehrenden gesteuert werden. Dieses Phänomen ist im praktischen Lernort nicht möglich. Die thematische Implementierung des Kernthemas Lernbegleitung muss daher ein elementarer Baustein im Weiterbildungskonzept für Praxisanleitende sein.

In ihrem Lernort findet auf der Ebene der Lernenden die höchste Identifikation mit den unterschiedlichen Lerngegenständen statt. Lernende werden in der direkten beruflichen Handlung sofort mit ihren Lerndefiziten konfrontiert und sollten diese auch im eigentlichen Lernort zusammen mit Praxisanleitenden analysieren und verändern können. Dazu braucht es eine besondere Qualifizierung, um auf diese individuellen Lernherausforderungen effektiv eingehen zu können. In der Regel wird hier immer wieder auf die Lehrenden in der Theorie verwiesen, die wiederum zu den eigentlichen Herausforderungen der Lernsituationen im Praxislernort wenige Bezüge herstellen können. Im Fokus sollte daher die unmittelbare Lösungsanbahnung von Lernherausforderungen im jeweiligen Praxisfeld stehen, indem jeder Lehrende seine Qualifikation des tatsächlichen praktischen Lernfeldes (Station, Pflegebereich) einnimmt.

Durch den höheren beruflichen Identifikationsanteil der Lernenden im Praxisfeld ist daher hier eine Lernbegleitung ebenso wichtig, wenn nicht sogar wichtiger. Eine Qualifizierung zum Lerncoach ist daher für Praxisanleitende in der aktuellen Ausbildungsform umso wichtiger und effektiver, da ihre pädagogische Weiterbildung von 300 Stunden diesen thematischen Umfang wenig bis gar nicht auffangen kann. Vor allem unter den aktuellen beruflichen Veränderungen durch die neue Gesetzgebung, den Fachkräftemangel und den anstehenden Generationswechsel wird diese Art der Begleitung unumgänglich sein, um junge Menschen von Anfang an gut in den Pflegeberuf zu integrieren.

Die Herausforderungen in der aktuellen Bildungslandschaft waren vielleicht noch nie so groß wie zurzeit. Die gesamte Gesellschaft befindet sich in einem Wandel, der auch vor Bildungsprozessen keinen Halt machen wird. Wobei man gerade hier sagen kann, dass sich Bildungssettings immer am langsamsten angepasst und verändert haben und somit auch immer eine gewisse Konstante für Lernende und Lehrende bedeutet haben. Anforderungen in den praktischen Berufsfeldern verändern sich stetig. Bedarfe, die vor 20 Jahren noch aktuell waren, existieren heute z. B. durch die Digitalisierung nicht mehr. Theoretische Ausbildungsinhalte dagegen bleiben meist gesetzlich für diesen Zeitraum unverändert bestehen und verursachen dann auch diese gefühlt starke Neuausrichtung im Pflegeberuf. Die Anforderungen an die Lernenden verändern sich somit im Praxisfeld kontinuierlich und im Theoriefeld bleibt vieles bestehen. Das bedingt, das Lernende im Lernen eine viel höhere Flexibilität erreichen müssen, um die Wissensbestände aus beiden Lernorten zu verknüpfen. Das bedingt auch ein höheres Maß an Kreativität und Eigenverantwortung.

Es steht im Mittelpunkt, wie Lerninhalte mit welcher Intensität und Schwerpunktsetzung auf das individuell unterschiedliche Lernangebot übertragen werden können. Hinzu kommt die immer größer werdende Heterogenität der Lerngruppen. Hierbei sieht man immer mehr die unterschiedlichen kulturellen Gegebenheiten, verschiedene Bildungsabschlüsse mit ihren Lernvoraussetzungen bis hin zu ungleichen Lebenseinstellungen der jungen Generation, denen Lehrende begegnen müssen. Damit verbunden ist auch die Anspruchshaltung an pädagogische Fachkräfte in allen Lernorten, diesen Unterschiedlichkeiten gerecht und gleich zu begegnen, um die Lernenden zu einem erfolgreichen Abschluss zu bringen.

Auch die Art der Wissensbeschaffung verändert sich auf den unterschiedlichsten Ebenen. Die Handlungsorientierung steht im Mittelpunkt aller beruflichen Lernkontexte. Lernen findet nicht mehr statisch und auswendiglernend statt, sondern bedarf einer Verknüpfung von Wissen auf allen Ebenen. Dazu müssen Lernende, die aus einem regulären Schulsystem kommen, auch befähigt werden. Plötzlich steht die aktive Auseinandersetzung mit dem Lernstoff im Fokus und nicht mehr die portionierte Wissensaufnahme, die der Lernende passiv aufnimmt und reproduziert. In diesem veränderten Lernsystem wird ein gutes Lerncoaching als personales Begleitkonzept für alle Lernenden durch Lehrende aus allen beteiligten Lernorten umso wichtiger. Das macht die zukünftige Relevanz von Lerncoaching und Lernbegleitung für die berufliche Bildung deutlich und ist eine wichtige Entwicklungsaufgabe für die Bildungspolitik.

Da Bildung in Deutschland Ländersache ist, findet sich eine eher heterogene Lernbegleitungslandschaft in den unterschiedlichen Bildungsbereichen wieder. Die eigentliche Beratungskompetenz, die für eine Lernberatung grundlegend vorausgesetzt wird, ist somit auch auf unterschiedlicher Weise in der Ausbildung von Lehrenden fixiert. Bei Praxisanleitenden kann davon ausgegangen werden, dass Inhalte zu Lernberatung eher vernachlässigt anzufinden sind. Durch die bereits beschriebene Heterogenität von Lernenden und die zukünftige Ausrichtung von beruflicher Bildung wird sich das Berufsprofil von Lehrenden in allen Lernorten weiter verändern. Es geht weniger um die pure Wissensvermittlung, sondern vielmehr um das Gestalten von Lehr- und Lernarrangements. Auch der multimediale Anspruch wird immer lauter, Lernen soll digitaler werden und weitere Kompetenzen erlernbar machen. Ein projektorientiertes, selbstorganisiertes und individuelles Lernen kann allerdings nur gelingen, wenn die Lernverantwortlichen aller Lernorte sich als professionelle Lerngemeinschaft verstehen. Hieraus ergibt sich eine klare Zukunftsvision zur Umsetzung von Lerncoaching in der beruflichen Pflegebildung.

Voraussetzung ist die Qualifizierung aller Lehrenden durch eine gezielte Weiterbildung als Lerncoach. Es stehen lösungsorientierte Beratungs- wie auch Wissenshalte zum komplexen Thema des Lernens im Mittelpunkt. Diese Inhaltsbezüge orientieren sich maßgeblich am prozesshaften Vorgehen des Lerncoachings und befähigen daher die gelernten Inhalte gezielt und individuell mit dem Lernenden festzulegen. Dieser kann selbst entscheiden, für welchen Lernort er eine Lernbegleitung in Anspruch nehmen möchte, um seine Anliegen gezielt zu bearbeiten und zu verbessern. Sind Lehrende aller Lernorte entsprechend qualifiziert, ist es sinnvoll, Lerncoaching gezielt und geplant durchzuführen. Es darf kein »Tür-und-Angel-Gespräch« entstehen, sondern bedarf eines klaren Organisationsrahmens.

Ein Beratungsraum, der über eine entsprechende Ausstattung verfügt, steht perspektivisch an allen Lernorten zur Verfügung und bietet für alle Beteiligten eine vertrauensvolle, sichere Atmosphäre. Für weiterqualifizierte Lehrende gibt es die Möglichkeit eines regelmäßigen Austausches zu den unterschiedlichen anonymisierten Anliegen der Lernenden, um kollegial und supervidierend anhand unterschiedlicher Lernherausforderungen neue Methoden und Vorgehensweisen zu entwickeln. Da eine qualifizierte Lernberatung die Grundlage zukünftiger Lernarrangements ist, ist das Durchführen für Lehrende selbstverständlich Unterrichts- bzw. Praxisbegleitungszeit. Es versteht sich von selbst, das Praxisanleitende und Lehrende die Lerncoachings in ihrem jeweiligen Setting anbieten, das in ihrer primären Profession tun und somit die Zeit gleichzusetzen ist mit Unterricht bzw. Begleitungszeit. Es wird als höchst unprofessionell verstanden, wenn diese elementare Arbeit »on top« durchgeführt werden muss. Auch hierzu lässt sich überlegen, mit welchem zeitlichen Umfang die Lehrenden Lernbegleitung anbieten. Eine Möglichkeit wäre, die Begleitungszeit nach dem jeweiligen prozentualen Arbeitsanteil und dem Lernendenanteil festzulegen. Man kann sich innerhalb des gesamten Lehrenden-Teams auch darauf verständigen, dass bestimmte Teammitglieder hauptsächlich Lerncoaching anbieten und dadurch die Unterrichts- bzw. Praxisanleitendenzeit auf die anderen KollegInnen umverteilt wird.

Es wird auch immer deutlicher, dass Lernen neu gedacht werden darf, und zwar weg vom Defizit und hin zu den Stärken der Lernenden. Talente und Ressourcen sind in der aktuellen Lernlandschaft leider immer noch viel zu wenig im Fokus. Es geht immer noch darum, was Lernende nicht können. Für eine zukünftige Lernbegleitung sollen positive Kompetenzen der Lernenden im Mittelpunkt stehen, dann jeder von uns hat eigene Stärken, die unbedingt mehr forciert werden sollten. Das führt auch gleichzeitig zu einer Motivationsförderung, denn nur, wenn ich meine Stärken erkenne und sehe, habe ich auch Lust, mich mit einem Lerngegenstand auseinanderzusetzen. Ressourcen müssen aufgedeckt und durch verschiedene Bestärkungsmethoden optimal eingesetzt werden. Lernen sollte zukünftig wieder mehr Spaß machen und träges, unnützes Wissen hindert Lernende an ihrer beruflich orientierten Entfaltung.

Zukunftsweisend können auch andere Formatvarianten angedacht werden, z. B. ein Onlinecoaching. Eine Begleitung ist als interpersonaler Prozess immer an Lernende gebunden. Einen Schwerpunkt bildet das pädagogische Dreieck, bestehend aus den beiden Polen Lernender und Coach und dem einzubringenden Anliegen. Der dialogische Prozess, der durch den Lernbegleitenden gestaltet wird, ist eine wichtige Säule, ebenso wie der Veränderungswunsch des Lernenden. Eine Steuerung erfolgt durch die Methoden und Medien, die ein zentrales Instrument des Erfolges sind. Auch ist die Wahrnehmung der somatischen Marker vom Lernenden während des Prozesses ein wichtiges Merkmal, um gezielte Fragestellungen anzubahnen und die Hypothesen zu hinterfragen. Die Körpersprache ist daher ein gewisses Signal, was einiges offenbart und für die Ergebnisausrichtung genutzt werden kann. Diese Aspekte sollten unbedingt für die Anwendung von digitalen Beratungsformaten berücksichtigt werden, da sie teilweise wenig bis gar nicht genutzt werden können.

Orientiert man sich also am bereits dargestellten Lerncoachingprozess, beginnt auch ein digitales Beratungsformat mit der Kontaktherstellung. Hierbei ist wichtig zu beachten, dass eine komplexe Wahrnehmung beider Beratungsparteien nicht komplett möglich ist, da ein digitales, bildgebendes Verfahren nur einen bestimmten Ausschnitt widerspiegelt. Es ist in der Regel nur das Gesicht zu sehen und Rückschlüsse auf die Körperhaltung bleiben verwehrt.

Beim zweiten Prozessschritt, dem Erfassen des Anliegens, kann auf Grundlage einer empathischen Gesprächsbasis über visualisierende Onlinetools eine komplexe Erfassung stattfinden. Die einfachste Variante bieten die bekannten Programme wie Word oder PowerPoint, die als begleitende Dokumentationsvarianten genutzt und über das verwendete Onlinetool gespiegelt werden. Mittlerweile stehen auch schon gezieltere und gute Visualisierungstools im Digitalformat zur Verfügung. Es bietet sich nach der Sammlung und Zusammenführung der Anliegen auch an, zu unterbrechen, um zu einem späteren Zeitpunkt eine geplante Weiterführung vorzunehmen. Auch im nächsten Schritt, der Zielformulierung, lassen sich gute Visualisierungstools digital nutzen. Es kann hier um unterschiedliche Zielarten gehen, aber auch nur um ein klassisches Mottoziel. Oft bedarf eine gute Formulierung Zeit, die im digitalen Format sehr gut genutzt werden kann. Der Lernende kann seine neue Zielausrichtung für sich selbst entwerfen, indem die Kamera und das Mikrophon des Lernbegleiters ausgestellt werden, sodass sich der Lernende komplett auf sich und sein Ziel konzentrieren kann. Im vierten Schritt der Handlungsstrategien kann der Lerncoach vorbereitete Methoden digital nutzen oder individuelle Mini-Inputs anbieten. Auch Programme zur Lernoptimierung können an dieser Stelle gut vorgestellt bzw. geteilt werden. Es findet eine entsprechende

Auswahl statt, Lernende können diese in ihrer persönlich festgelegten Lernzeit testen und im nächsten Termin reflektiert darstellen. In den letzten beiden Phasen, die durch die Ergebniszusammenfassung und Reflexion gekennzeichnet sind, kann durch eine übergeordnete Fragestellung ein Abschluss kreiert werden. Diese Fragestellung wird digital geteilt und die Beteiligten tauschen sich darüber aus.

Es ist sicherlich möglich, Lernberatung zukünftig in einem digitalen Format durchzuführen, allerdings sollte es weiterhin immer noch die Ausnahme bleiben. Zu viele wichtige Informationen können in einem digitalen Format nicht berücksichtigt werden und entscheidend bleibt im Lernprozess die Verbindung über den direkten Face-to-Face-Kontakt. Da E-Learning eine immer tragendere Rolle im beruflichen Bildungsprozess einnehmen wird, ist es sicherlich ebenso wichtig, Lernbegleitprozesse auf ein digitales Verfahren zu prüfen. Die tatsächliche Interaktion im direkten Austausch kann allerdings nicht ersetzt werden. Gravierende Anteile einer professionellen Gesprächsführung können in einem digitalen Format nicht aufgegriffen werden. Zugewandtheit, eine Berührung oder ein Trost können emotional nicht auf einem digitalen Weg transportiert werden.

All diese Ausführungen sollen deutlich machen, dass Lernbegleitung im direkten Beratungssetting stattfinden muss. Sie ist immer geprägt von einer hohen Emotionslage, die nur in einem geschützten, wohlwollenden Rahmen aufgegriffen und bearbeitet werden kann. Lernende brauchen aufgrund der vorherrschenden schnelllebigen Lernlandschaft einen geschützten und ehrlichen Zuspruch, der objektiv ihre Stärken und Kompetenzen aufzeigt und ihnen deutlich macht, wie wichtig sie im Pflegefeld wirklich sein können. Wir bewegen uns in einem sozialen Berufsfeld, in das Lernende einsteigen, weil sie genau diese sozialen, sinnerfüllenden Eigenschaften für ihren Beruf anstreben. Daher sollten diese auch im Lernkontext aufgegriffen und ihnen eine professionelle Begleitung angeboten werden.

Literatur

Burow, O.-A. & Gallenkamp, C. (Hrsg.) (2017). *Bildung 2030. Sieben Trends, die die Schule revolutionieren*. Weinheim, Basel: Beltz.

Kiel, E. & Weiß, S. (Hrsg.) (2016). *Schulentwicklung gestalten. Theorie und Praxis von Schulinnovation*. Stuttgart: Kohlhammer.

Lankau, R. (2017). *Kein Mensch lernt digital. Über den sinnvollen Einsatz neuer Medien im Unterricht*. Weinheim, Basel: Beltz.

Müller-Lehmann, S. (2019). *Lerncoach sein! Lehrkräfte begleiten Schülerinnen und Schüler in heterogenen Lerngruppen*. Weinheim, Basel: Beltz.